100세 건강,
가벼운 증상부터 잡아라

나는 왜
병을 키울까?

100세 건강,
가벼운
증상부터
잡아라

모리타 유타카 지음 | 오시연 옮김

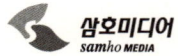
삼호미디어
samho MEDIA

몸에 이상이 생기면 통증이나 고열이 나는 등의 '증상'이 나타나는 것은 매우 일반적인 현상이다. 뇌출혈이 발병하면 참기 힘들 정도로 고통스러운 두통이 발생하며, 폐렴에 걸리면 심한 기침과 고열에 시달린다. 또 식중독에 걸리면 배가 아프고 설사, 구토, 발열 등의 증상이 나타난다. 이처럼 분명하게 나타나는 '증상'은 우리 몸이 스스로를 지키라는 뜻으로 보내는 일종의 주의경보인 셈이다. 즉, 우리 몸의 위기관리 시스템은 무척 정교하게 작동하고 있다.

그러나 병 중에는 증상이 분명하게 나타나지 않는 것도 있다. 고혈압, 고지혈증, 당뇨병과 같이 생활습관병이라 불리는 병의 상당수가 이에 해당하며 초기 암의 대부분은 아예 증상이 없다. 이러한 병은 일본인과 한국인의 사망원인 중 상위를 차지하는데도 우리 몸의 위기관리 시스템이 작동하지 않고 있는 것이다. 그렇기 때문에 증상이 없는 병에 대해 바르게 이해하고 대책을 세워야 한다.

또한 증상이 나타나긴 하지만 그 정도가 가벼워 그냥 지나치는 경우도 있다. 증상이 가벼우면 대부분의 사람들은 병원에 갈 정도는 아니니까 그냥 두어도 괜찮을 거라 생각한다. 이를테면 변비, 두통, 현기증, 관절의 통증, 속쓰림 같은 증상이 그 예이다. "일단 시중에 파는 약을 복용하고 좀 나아지면 천천히 생각해보자. 누구나 겪는 일이니까 별일 아닐거야."라고 생각하면서 말이다. 심지어 뚜렷한 증상이 나타나도 다른 사람에게 말하기 민망하고 나이를 먹으면 당연히 나타나는 현상이라고 생각해서 치료를 시작하지도 않는 사람도 있다. 나는 그동안 이와 같이 생각하는 이들을 수없이 접해왔다.

하지만 증상의 경중이 어떻든 '병원에 갈 정도는 아니니까'라고 스스로 판단해서 방치하는 것은 매우 위험한 행동이다. 증상을 방치하면 병이 점점 더 진행되어 최악의 경우 사망에 이를 수 있으며, 낫는다 해도 생활의 질이 크게 떨어질 수 있다. 특히 사망률이 가장 높은 질환인 암의 경우, 증상이 나타나기 전 단계에서 발견하면 완치되는 경우도 많다. 그러나 일본인과 한국인이 암 검사를 받는 비율은 20~30%에 불과하다. 이는 서구권에 비해 무척 낮은 수치다. 또 다른 예로는 요실금을 들 수 있는데 고령화 사회에 접어들어 이 문제로 고민하는 사람이 급증하고 있다. 요실금은 생명에는 지장이 없지만 생활의 질을 크게 떨어뜨리고 심리적 고통을 겪는 질환이므로 증상이 나타나는 즉시 치료를 받는 것이 좋다.

이 책은 병원에 갈 정도는 아니라며, 병을 방치하고 있을지 모르는 사람들을 위한 것이다. 질병에 걸렸는지 확실하지 않거나 가벼운 증세만 있어 고민인 이들이 어떻게 대처해야 하는지 또 어떤 의료기관을 찾아가야 하는지에 대해 알려준다. 또 집에서 쉽게 할 수 있는 자가 진단법 역시 소개하고 있다. 이로써 의료기관의 진단과 치료를 받으면서 스스로 병에 대처하는 방법과 병이 더 이상 진행되지 않게 하는 방법에 대해서도 알 수 있다. 병이 생기는 원인을 쉽게 이해할 수 있도록 그림을 곁들여 정보를 설명하고 있어 사전지식이 없는 독자도 읽다 보면 '아, 이런 거였구나!' 하고 무릎을 치게 될 것이다.

나는 의사로서 20년 동안 환자를 진료하는 한편 각종 언론매체를 통해 질병의 치료와 의학정보를 전달하는 데 힘써왔다. 병에 대한 정확한 지식을 갖게 되면 생활의 질을 높이고 수명을 연장할 수 있다고 믿었기 때문이다.

의학의 아버지라 불리는 히포크라테스는 '병을 고치는 것은 의사가 아니라 몸이다'라는 말을 남겼다. 이 말은 인간의 몸은 본래 갖고 있는 힘으로 병을 치유할 수 있다는 의미다. 즉 히포크라테스가 말한 '스스로 병을 고치는 힘'은 우리 몸에 있는 자연치유력을 뜻한다. 실제로 의사는 병을 고치는 데 도움을 줄 뿐, 고대의학이건 최신기술을 구사하는 현대의학이건 병을 고치는 주체는 결국 환자 자신이라는 의미다. 고대인에 비해 현대인은 의학지식을 배울 기회가 많으며 이는 자신의 몸을 지키는 중요한 힘이 된다.

나는 독자 여러분이 이 책을 통해 어떤 경우에 의사의 도움을 받아야 하는지, 또한 내버려두어서는 안 되는 다양한 몸의 이상 증세는 무엇이며, 예방법과 대처법에는 어떠한 것이 있는지 알게 되기를 바란다. 그리하여 여러분의 생활의 질을 높이고 수명을 연장하는 데 도움이 된다면 의사로서 이보다 더 행복한 일은 없을 것이다.

모리타 유타카

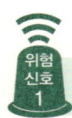
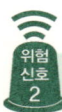
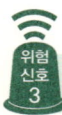
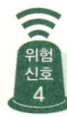

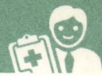

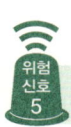
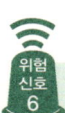
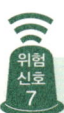
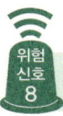
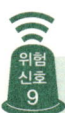

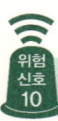
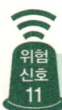
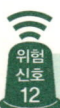
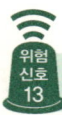
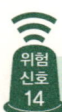

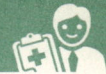

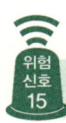

위험신호 15 변비 163

- 4일 이상 변을 보지 못했어
- 배가 팽팽하고 약간 아프네.

➡️ 두통, 불면, 피부 트러블, 식욕부진, 현기증을 유발하며,
장애성 변비는 대장암이 원인일 수도 있다!

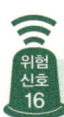

위험신호 16 냉증 174

- 손발이 차서 잠을 잘 수 없어!
- 냉기를 느끼진 않지만 몸 여기저기 상태가 좋지 않아.

➡️ 수족냉증뿐 아니라 방광염, 위장염, 불면증, 우울감, 감염증 등에 시달릴 수 있다.

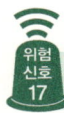

위험신호 17 탈수 182

- 땀이 날 정도로 운동하지도 않았는데 머리가 아프네.
- 겨울 아침에 조깅을 했더니 구역질과 경련이 났어!

➡️ 추운 겨울에도 두통, 구역질 등 탈수 증상이 발생한다.
방치하면 뇌경색, 심근경색으로 진행될 수 있다.

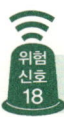

위험신호 18 꽃가루 알레르기 191

- 매년 같은 시기에 계속해서 재채기와 콧물에 시달려.
- 눈이 너무 가려워.

➡️ 꽃가루 알레르기가 있는 사람 중 60% 이상에서 집중력 저하가 나타난다.
이로 인해 일상생활에 엄청난 지장을 줄 수 있다.

우리 몸은 통증 또는 고열과 같은 증상을 통해 신체에 문제가 생겼다는 것을 알린다. 따라서 이와 같은 이상 증상만 잘 살펴보아도 내 몸에 생긴 병의 80~90%는 잡아낼 수 있다. 또한 고혈압이나 암과 같은 질환은 눈에 띄는 초기 증상이 거의 없지만, 평소의 생활습관을 통해 이와 같은 질환이 발생할 위험이 얼마나 높은지에 대해 알 수 있다. 지금부터 가볍게 넘겼던 우리 몸의 위험 신호를 발견하는 방법에 대해 알아보자.

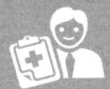

우리 몸을 위협하는
위험신호를 잡아라!

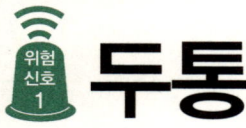

두통

위험
신호
1

· 한쪽 머리가 지끈거리고 토할 것 같아.
· 두통이 생기기 직전에 눈앞이 번쩍거려.
· 목이나 어깨가 심하게 결리고 관자놀이가 꽉 조이듯 아파.

그냥 내버려두면…

생명을 위협하는 두통도 있으니 두통의 종류에 따라
그에 맞는 조치를 취해야 한다.

당신의 증상은?

사례 1

52세의 주부입니다. 30세쯤부터 가끔씩 두통에 시달렸는데 몇 년 전부터
는 한쪽 머리만 지끈거리며 아픕니다. 파트타이머여서 월말에 특히 바빠
지는데 그때마다 두통이 자주 나타나고 심할 때는 토할 것 같은 기분이 들
어 사흘쯤 집에 누워 있던 적도 있습니다.
그래서 최근에는 두통의 전조, 예를 들어 눈앞이 번쩍거리기 시작하면 곧
바로 두통약을 먹어서 심해지지 않게 합니다.
하지만 항상 두통이 생길까봐 늘 불안하고 복용하는 두통약의 양도 늘어
나 고민입니다. 병원에 갈 정도는 아닌 것 같아 지금은 일단 스스로 대처
하는 방법을 알고 싶습니다.

42세의 회사원입니다. 저는 온종일 컴퓨터 화면을 보며 일을 합니다. 그래서인지 어깨결림과 두통이 만성적으로 발생하고 때때로 관자놀이가 꽉 조이듯 아픕니다. 특히 마감일 직전처럼 바쁘고 스트레스가 심한 시기에 증상이 자주 나타납니다. 너무 괴로워서 참을 수 없을 때는 시중에서 판매하는 약을 복용하거나 마사지를 받으러 가지만 큰 효과를 본 것은 아닙니다. 같은 자세로 오랫동안 한 가지 일에 몰두하며 일하는 것이 어깨결림과 두통의 원인이라는 것은 잘 알고 있지만 달리 방법이 없습니다. 스트레칭이나 체조가 두통에 효과적이라고 하던데 어떻게 하면 좋을까요?

두통은 인구의 90% 이상이 경험할 정도로 흔하게 나타나는 증상이다. 대기업 제약회사의 설문 조사에 따르면 34.8%가 만성 두통이 있다고 답변해, 3명 중 1명꼴로 두통이 있다는 사실이 확인되었다. 또한 일본 후생노동성의 조사에 따르면 두통 환자는 남성보다 여성이 훨씬 많고, 특히 30~40대의 여성에게 가장 많이 발생한다고 한다.

두통은 사례 1의 경우처럼 한쪽 머리만 지끈거리며 아프고 몇 시간에서 사흘 정도까지 지속되는 유형인 편두통이나 사례 2의 남성처

두통의 종류와 환자 수(연간)

	두통의 종류	일본 인구의 약 3천만 명 중
일차성 두통	긴장성 두통	2천2백만 명(60%가 여성)
	편두통	8백4십만 명(80%가 여성)
	군집성 두통	1만 명
이차성 두통	지주막하출혈 · 뇌종양	약 1만~3만 명

럼 양쪽 머리를 따로 동여맨 듯 꽉 조이고 아픈 통증이 매일 발생하는 유형인 긴장성 두통, 머리를 칼로 도려내는 것처럼 극심한 통증이 1~2개월 동안 매일 같은 시간대에 나타나다가 그 시간이 지나면 두통이 일어나지 않는 유형인 군집성 두통 등 다양한 유형이 있다. 그러나 지금까지 겪어본 적 없는 격렬한 두통이 느껴진다면 뇌출혈, 지주막하출혈, 뇌종양, 뇌수막염 때문에 유발된 이차성 두통일 확률이 높으니 신속하게 병원에서 진료를 받아야 한다.

원인

두통의 원인은 종류에 따라 다르며 중대한 병으로 인해 발생할 수도 있다.

두통의 종류는 다양하다. 원인을 알 수 없는 경우가 대부분이지만 그중에는 중대한 병이 있어 나타나는 두통도 있다. 다음은 '위험한 두통'을 가려내기 위한 항목이다. 다음 내용 중 해당 증상이 있는지 확인해보자.

증상을 체크하자!

☐ 통증이 점점 심해진다.

☐ 지금까지 겪은 적 없는 격렬한 통증을 느낀다.

☐ 경련이나 마비 증상을 보인다.

☐ 열이 나고 목을 자유롭게 움직이기 불편하다.

위의 내용 중 하나라도 해당하는 경우에는 위험한 두통(뇌출혈, 지주막하출혈, 뇌종양, 뇌수막염 등이 원인인 두통)일 가능성이 있으므로 바로 병원을 찾아가 진료를 받도록 하자.

✚ 일차성 두통의 종류와 특징

병원을 찾는 환자 중 10%가 두통을 자주 겪는다고 호소할 정도로 두통은 매우 흔한 증상이다. 그중에서도 뚜렷한 원인 없이 만성적으로 반복되고 스트레스 같은 심리적 · 사회적 요인이 크게 작용하는 두통을 일차성 두통이라고 부른다. 지금부터 일차성 두통의 대표 유형으로 꼽히는 편두통과 긴장성 두통에 대해 알아보자.

편두통 – 머리가 지끈거리는 유형

편두통이 생기면 한쪽 머리가 지끈지끈 아프다. 몸을 움직이면 통증이 더 심해지며 토할 것 같고 빛과 소리 자극에 민감하게 반응한다. 두통이 일어나기 전에 조짐이 나타나기도 하는데 시야가 뿌옇게 흐려지거나 눈앞이 번쩍거리는 증상이 그것이다. 이는 뇌혈관을 둘러싼 신경에 어떤 자극이 가해져 혈관이 확장돼 통증이 발생하는 것으로 추정된다. 이러한 통증은 대부분 몇 시간에서 사흘 정도 지속된다.

긴장성 두통 – 머리를 조이는 듯한 유형

긴장성 두통은 한 가지 일에 몰두할 때나 심한 스트레스를 받았을 때 자주 나타난다. 머리 전체를 띠로 동여매 조이는 것 같은 통증이 느껴지는데, 머리 주위의 근육이 수축하면서 혈액의 흐름이 나빠져 통증이 유발된 것으로 추정된다. 통증이 있는 부분을 마사지하거나 따뜻한 물을 받은 탕에 들어가 혈액순환을 촉진하면 증상이 완화된다. 긴장성 두통은 매일 나타나지만 편두통처럼 누워 있어야 할 정도로 아프지는 않다.

대책   **유형에 맞는 대처법으로 두통을 치유한다.**

✚ 혈관을 수축시켜 편두통을 완화한다

편두통은 마그네슘이 부족한 상태일 때 더 쉽게 발생한다. 그러므로 평소에 시금치와 감, 콩, 어패류 등 마그네슘을 함유한 식품을 충분히

두통의 유형과 특징

	편두통	긴장성 두통
통증의 시작과 끝	분명하다.	분명하지 않고 띄엄띄엄 계속된다.
증상	두통이 오기 전에 시야가 희미해지거나 눈앞이 번쩍거리며 구역질이 난다.	심한 두통만 있을 뿐, 전조증상이 거의 없다.
두통 발생 시 움직일 경우	두통이 더욱 심해진다.	두통이 완화된다.

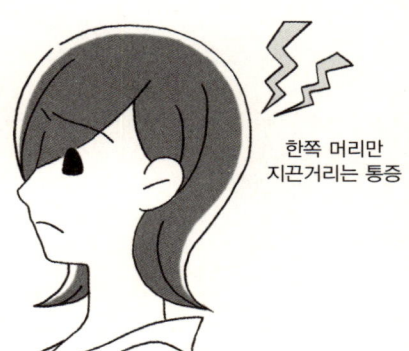

한쪽 머리만
지끈거리는 통증

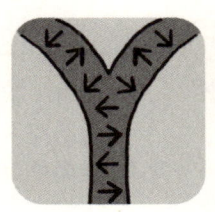

혈관이 확장하면서
통증 발생

긴장성 두통

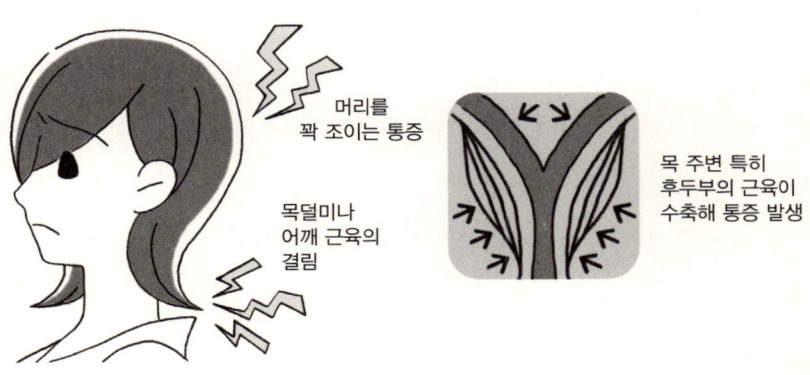

머리를
꽉 조이는 통증

목덜미나
어깨 근육의
결림

목 주변 특히
후두부의 근육이
수축해 통증 발생

섭취하면 편두통을 예방할 수 있다. 또한 비타민 B_2가 들어 있는 돼지고기, 콩, 장어, 녹황색 채소도 편두통을 예방하는 효과가 있으며, 편두통은 뇌를 둘러싼 혈관이 확장돼 나타나는 증상이므로 혈관을 수축시키는 카페인이 많이 들어 있는 음료인 커피, 녹차 등을 마시면 가라

두통에 대처하는 방법

	편두통 (머리가 지끈거리는 유형)	긴장성 두통 (머리를 조이는 듯한 유형)
수면을 취한다	O	O
스트레스를 해소한다	O	O
아픈 부위의 열을 식힌다	O (손가락으로 누른다)	X
목욕을 한다	X	O
적당히 술을 마신다	X	O

두통의 유형에 따라 다르게 대처해서 혈관을 수축하거나 확장한다.

앓힐 수 있다.

한편 햄이나 소시지 등의 가공식품에 들어 있는 아질산, 중국요리 등에 쓰이는 글루탐산나트륨MSG, 치즈와 초콜릿 같은 식품에는 편두통을 유발하는 성분이 함유되어 있으므로 편두통이 자주 일어나는 사람은 되도록 섭취하지 않는 것이 좋다.

혈관을 확장시키는 입욕이나 음주도 자제하도록 하고, 소음이나 실내의 탁한 공기에 노출되는 것도 편두통을 유발하니 노래방과 같은 곳에 가는 것도 삼가자. 그리고 소개하는 편두통 예방에 효과적인 체조를 시도해보도록 하자. 이 체조는 통증을 덜어주는 뇌의 기능을

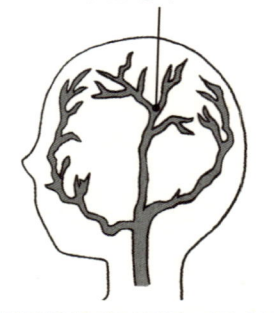

천측두동맥: 관자놀이를 지나는 동맥

편두통에 효과적인 지압 부위

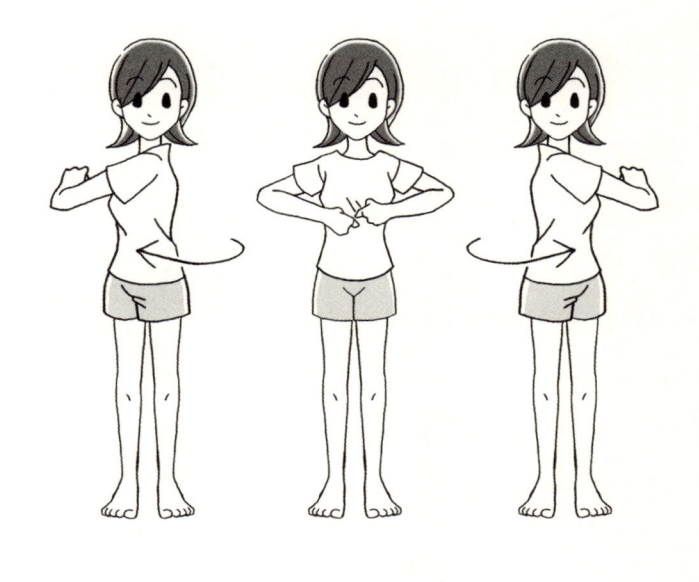

정면을 보고 머리는 그대로 두고 양어깨만 옆으로 크게 돌린다. 목등뼈를 축으로 하고 어깨를 돌리기 때문에 머리와 목이 스트레칭으로 인해 쭉 펴져 두통을 예방할 수 있다. 이 체조는 앉아서 해도 효과가 있으며 통증이 가라앉은 다음에 실시한다.

활성화시키므로, 안정을 취한 후 실시하면 효과적이다.

　　또한 편두통이 발생하면 방을 어둡게 하고 조용히 휴식을 취한 뒤, 통증이 있는 부분의 열을 식히거나 관자놀이의 동맥을 손가락으로 지그시 누르는 것도 효과가 있다. 보통 편두통은 두개골과 두피 사이에 있는 동맥이 확장되어 나타나므로, 지압을 통해 혈액의 양을 줄이고, 혈관을 수축시키면 어느 정도 통증이 줄어든다.

✚ 혈관을 확장시켜 긴장성 두통을 완화한다

긴장성 두통은 머리 주위의 근육, 특히
목 뒤쪽의 근육이 긴장해서 발생한다.
다시 말해 '목결림과 어깨결림'이 긴장성
두통의 원인인 것이다. 따라서 긴장한
근육의 혈액순환을 원활하게 해서 근육
의 피로를 풀어주면 두통이 완화된다.

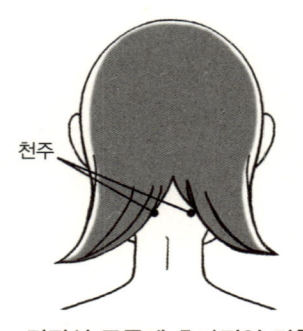

천주

긴장성 두통에 효과적인 경혈

　　혈액순환을 원활하게 하려면 목욕
을 하거나 적당히 술을 마시는 방법이 있지만, 그보다는 목덜미와 어
깨 근육을 풀어주는 체조가 더 효과적이므로 소개하는 체조를 틈틈이
시행해보자.

　　긴장성 두통에 잘 드는 경혈도 있다. 목덜미 부분에 있는 '천주天柱'
라는 경혈은 후두골 끝 중안선에서 좌우 3cm 지점에 있다. 이곳은 두
통, 어깨결림, 눈의 피로에 특히 효과적이다. 양손의 가운뎃손가락을
천주에 놓은 다음 양손의 네 손가락은 목 근육에 놓고 몇 분 동안 손가
락을 움직여 근육을 풀어준다.

긴장성 두통 완화에 효과적인 체조

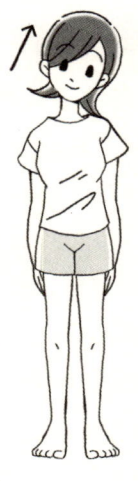 ① 오른쪽 어깨를 내리고 힘을 뺀 다음 목을 왼쪽으로 기울여 목 근육을 늘인다. 반대쪽도 실시한다.

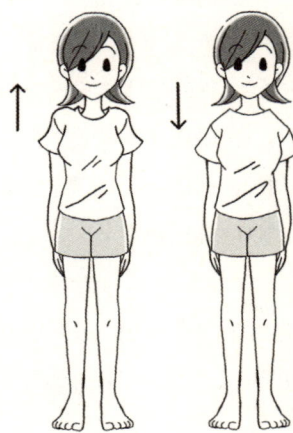 ② 어깨 힘을 빼고 목을 위아래로 움직인다.

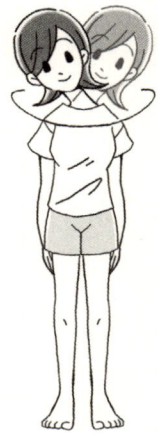 ③ 원을 그리며 목을 돌린다.

④ 엎드린 자세에서 고개를 들고 잠시 그 자세를 유지한다. 근력 향상 효과까지 볼 수 있다.

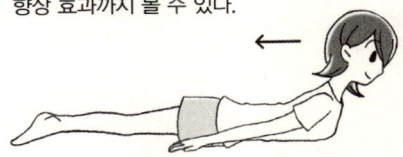

편두통, 긴장성 두통이 심할 때는 어떻게 해야 할까?
⇨ 병원에서 진료를 받은 다음 적절한 처방약을 복용하자.

생활습관병에 걸리지 않도록 주의하거나 두통 체조를 하는 등 평소에 노력해도 증상이 나아지지 않는 경우도 있다. 그럴 때는 통증을 참지 말고 신경외과, 신경내과 등에 방문해 진료를 받자. 병원에 가면 다양한 종류의 약제를 이용한 약물치료를 실시하게 된다.

예를 들어 편두통에는 각종 진통소염제, 엘고타민 제제, 트립탄 제제 등 통증을 완화하는 약 또는 칼슘길항제, 베타차단제, 항세로토닌제, 엘고타민 제제, 항경련제, 한방약 등 발병을 예방하는 약을 처방하는 식이다.

긴장성 두통에도 통증을 완화하는 약, 근육의 긴장을 풀어주는 약, 스트레스에 대처하는 항불안제, 항우울제 등을 처방하며, 필요하다면 심리 치료를 병행할 수도 있다.

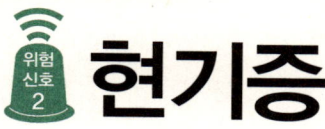

현기증

· 왜 눈앞이 빙빙 돌지?
· 어지러워서 서 있을 수가 없어.

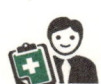

그냥 내버려두면…

**몇 주만에 나을 수도 있지만 뇌출혈이나
뇌경색, 뇌종양의 전조증상일 수도 있다.**

당신의 증상은?

사례 1

45세 주부입니다. 30세 되던 해, 여름부터 가을까지 일이 바빠서 피로가
쌓였을 때 처음으로 현기증을 느꼈습니다. 2~3일 정도 회사를 쉬었더니
저절로 나았지만 그 뒤부터 계절이 바뀔 때가 되면 가벼운 현기증이 나더
군요. 하지만 금세 좋아져서 크게 신경 쓰지 않았습니다. 그런데 얼마 전
밤중에 눈앞이 빙빙 도는 느낌이 들면서 아침까지 잠을 이루지 못했습니
다. 예전에 현기증이 났을 때보다 증상이 더 심하고 자주 발생해서 밤이
되어도 마음 편히 잠을 이룰 수 없고 불안하기만 합니다. 게다가 바쁜 날
이면 늘 현기증이 나서 외출 계획을 세울 수도 없습니다. 집 근처에 있는
이비인후과를 찾아갔지만 상태를 지켜보자는 말 뿐입니다. 앞으로 증세가

더 심해질 수도 있겠지요?

사례 2

40세 주부입니다. 원래 두통이 있는 편인데 몇 달 전부터 몸에 힘이 쭉 빠지면서 현기증을 느끼곤 합니다. 매일 나타나지는 않고 가끔 그러는데, 한 번 증상이 나타나면 2~3분 정도 갑니다. 짧은 시간이지만 언제 현기증이 날지 몰라서 불안하네요. 한동안 안정을 취하면 증세가 없어져서 일상생활을 하는 데 큰 지장은 없습니다. 하지만 요즘 들어 어깨결림도 심하고 몸 상태도 좋지 않습니다. 때때로 구역질이 나고 이명이 들리기도 합니다. 나이가 있어서 갱년기 증상이 아닐까 했지만 저와 같은 연배의 사람들에게 물어봤더니 이런 증상이 있는 사람은 없었습니다. 혹시 큰 병에 걸린 건 아닌지 걱정스럽습니다.

일본 여자축구 대표선수인 사와 호마레가 2011년 월드컵에서 우승한 뒤, 갑자기 현기증이 일어나 국제대회에 출전하지 못한 일이 있었다. 다행히 사와 호마레는 양성자세현훈(흔히 이석증이라고 부르며 귀 안에 있는 달팽이관에 이상이 생겨 고개를 움직일 때마다 현기증을 느끼는 질환)으로 진단을 받고 깨끗이 회복되어 런던올림픽에 출전하였다.

현기증은 눈앞이 빙글빙글 돌면서 캄캄해져 서 있을 수 없게 되는 질환으로, 보통은 갑자기 증상이 나타났다가 가만히 있으면 금세 가라앉는다. 그러나 현기증이 오래가거나 반복적으로 나타나면 일상생활에 큰 지장을 받기 마련이다.

현기증 전문병원의 발표에 따르면 현기증으로 진료를 받는 사람은 30대가 가장 많고 여성이 남성의 2배 정도 된다고 한다. 그중에서도 사와 호마레에게 발생한 양성자세현훈으로 진단받는 사람은 60%나 되었다. 많은 이들이 내이질환에 의한 현기증에 시달리고 있는 것이다.

현기증을 느끼는 사람 중에는 사례 1처럼 단순히 현기증만 나는 경우가 있고 사례 2의 여성처럼 구역질이나 이명을 함께 느끼는 경우도 있다. 이렇게 다양한 증상이 나타나는 것은 중대한 질병이 숨어 있다는 신호일 수도 있다. 즉 현기증은 대수롭지 않게 넘길 증상이 아니다.

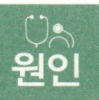

원인   **메니에르병 등 내이질환이나 뇌출혈과 같은 뇌혈관장애가 원인이 되어 나타나는 현기증도 있다.**

현기증은 정지해 있는 주위의 사물이 마치 움직이는 것처럼 느껴지는 증세이다. 또한 스스로 움직이지 않고 있어도 마치 자신이 움직이고 있다고 느끼기도 한다. 증상이 약하다고 해서 중증이 아니라는 법은 없으므로 주의해야 한다.

다음과 같은 증상이 있으면 위험하니 당신의 현기증을 자가 진단해보자.

증상을 체크하자!

☐ 현기증을 느끼는 동시에 의식이 흐릿해진다.

☐ 강한 두통이나 구역질이 나타난다.

☐ 손발이 저리거나 마비된다.

☐ 말을 제대로 하지 못한다.

☐ 시야 범위가 평소와 다르게 매우 좁다.

이 중 1개라도 해당 사항이 있으면 즉시 병원에 가보자. 귀에 이상이 있어서 생기는 가벼운 현기증은 이러한 증상을 동반하지 않는다. 그러나 현기증과 함께 이와 같은 증상이 나타난다면 뇌출혈, 뇌경색, 뇌종양 등의 중증 질병이 발생했다는 신호일 수 있다.

✚ 현기증의 종류와 특징

현기증의 종류에는 자신이나 주변의 사물이 빙빙 도는 것처럼 느껴지는 회전성 현기증과 몸이 붕 뜨는 것 같고 배를 탔을 때처럼 넘어질 것 같거나 휘청하는 느낌이 드는 동요형 현기증, 자리에서 일어날 때 갑자기 눈앞이 캄캄해지는 기립성 현기증이 있다.

현기증의 특징을 알면 어떤 병이 발생한 것인지 어느 정도는 추측할 수 있다. 그러나 여러 증상이 겹쳐서 일어날 경우에는 정밀 검사를 받아야 정확한 원인을 알 수 있다.

빙빙 도는 회전성 현기증

정지해 있는 사물이나 자신이
빙빙 도는 것처럼 느껴지는 회전성
현기증은 대부분 귀에 이상이 생겨서
일어난다. 예를 들어 사와 호마레 선
수가 걸린 양성자세현훈은 귀의 가장
안쪽, 내이에 있는 이석이 떨어져 세
반고리관 안으로 들어가 발생한다.
이 경우 머리를 움직이지 않고 있을

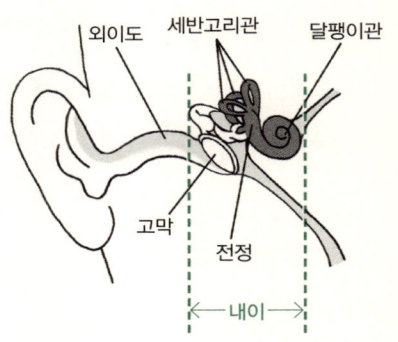

귀 안쪽의 전정에 있는 이석이 떨어져
세반고리관으로 들어가서 발생한다.

때는 증상이 나타나지 않지만 자세를 바꿔서 머리를 움직이면 몇 초에
서 몇 십 초 동안 현기증을 느낀다. 이 증상은 대개 몇 주에서 한 달쯤
지나면 자연히 없어지는데 현기증의 약 60%가 여기에 해당한다.

그 밖에도 자율신경의 이상으로 내이 속 림프액의 양이 비정상적
으로 증가해서 생기는 메니에르병이 있다. 이 병에 걸리면 구토, 난
청, 이명을 동반한 어지럼증이 반복적으로 나타나고 몇 년 동안 낫지
않는 경우도 있다.

한편 감기에 걸렸을 때 갑자기 심한 현기증을 느끼는 경우가 있는
데 이는 균형 유지와 관련된 정보를 뇌에 전달하는 전정신경에 염증이
생겼기 때문이다. 청신경에는 아무 이상이 없으므로 이명이나 난청 증
상은 나타나지 않는다.

휘청휘청하는 동요형 현기증

동요형 현기증은 심리적 스트레스나 자율신경 이상, 갱년기 장애

가 원인일 수도 있지만 뇌에 이상이 생겨 나타날 수도 있으니 주의해야 한다. 뇌출혈, 뇌경색, 뇌종양일 위험도 있기 때문에 '증상을 체크하자!'에서 지적한 증상이 나타난다면 즉시 병원을 찾아 검진을 받도록 하자.

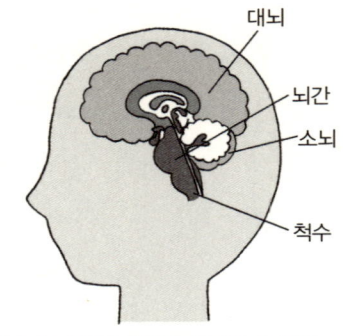

대뇌
뇌간
소뇌
척수

대뇌, 소뇌 등에 이상이 생겼을 수 있다.

눈앞이 캄캄해지는 기립성 현기증

자리에서 일어날 때 갑자기 눈앞이 캄캄해지는 기립성 현기증은 대부분 몸에 이상이 있어서 생긴다. 기립성 저혈압, 고혈압, 부정맥 등이 원인인 경우가 많다.

대책

내이질환으로 인해 현기증을 겪는 사람은 현기증에 효과적인 체조와 스트레스 관리법을 알아둔다.

✚ 이석을 진정으로 이동시킨다

일상생활에서 나타나는 양성 현기증은 원래 전정에 있어야 하는 이석이 자리를 이탈해 머리를 움직일 때 세반고리관으로 이동해 감각신경을 자극해서 일어난다. 이 경우, 이석을 전정으로 유도하는 특수한 체조를 하면 효과가 있다. 다음은 요코하마시립 미나토적십자병원 이비

자신이 '예비 현기증 환자'인지 알아보려면 '현기증 판정법'을 실시해보자. 움직일 때 현기증이 나는 사람에게 권장하는 방법이다.

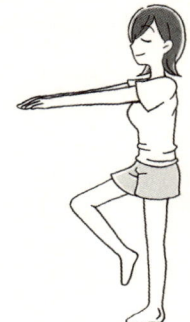

양손을 어깨높이까지 올린 다음 눈을 감고 제자리걸음을 50번 한다.

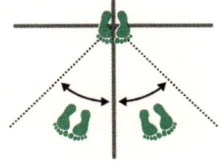

양호
좌우 45° 이내로 이동했다면 이상이 없는 상태다.

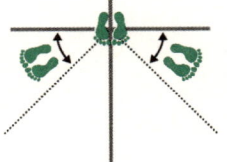

약간 위험
좌우 45~90° 범위로 이동했다면 예비 현기증 환자다.

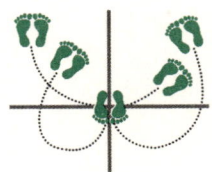

매우 위험
좌우 90° 이상으로 이동했다면 현기증 증상이 있는 사람이다. 외출하면 위험할 수 있으니 주의가 필요하다.

출처: 《현기증은 누워 있다고 낫지 않는다》, 아라이 모토히로

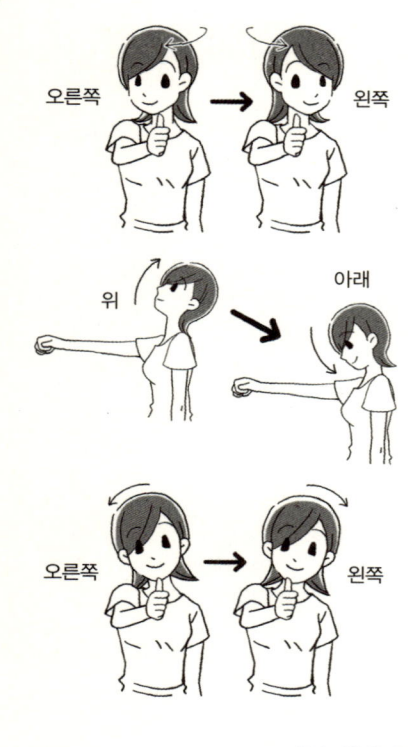

회전성 현기증에 효과적인 체조

돌아보기

엄지손가락을 올리고 팔을 몸 중앙에 놓고 쭉 뻗는다. 엄지손가락을 쳐다보면서 얼굴을 좌우로 30° 정도씩 돌린다.

위아래

엄지손가락을 올리고 팔을 몸 중앙에 놓고 쭉 뻗는다. 엄지손가락을 쳐다보면서 얼굴을 위아래로 30° 정도씩 움직인다.

물음표

엄지손가락을 올리고 팔을 몸 중앙에 놓고 쭉 뻗는다. 엄지손가락을 쳐다보면서 고개를 좌우로 기울인다.

출처 : 《현기증은 누워 있는다고 낫지 않는다》, 아라이 모토히로

인후과 부장인 아라이 모토히로가 만든 체조법이다.

이 체조는 ① 돌아보기 ② 위아래 ③ 물음표라는 3가지 동작을 통해 머리를 움직여서 세반고리관을 자극한다. '돌아보기'는 다른 사람이 자신을 불러서 뒤돌아봤을 때 나타나는 현기증에 효과적이고, '위아래'는 세수를 하거나 신발 끈을 묶는 등 고개를 숙였을 때나 빨래를

널거나 입안을 헹굴 때처럼 고개를 위로 들었을 때 발생하는 현기증에 잘 듣는다. '물음표'는 창문을 닦는 등 고개를 좌우로 기울였을 때 발생하는 현기증에 좋다.

이 체조를 할 때는 현기증을 느껴도 중단하지 않고 계속하는 것이 중요하다. 고령자와 목을 다친 사람은 동작을 할 때 가능한 한 천천히 하자. 무리하지 않으면서 자신이 할 수 있는 범위 내에서 하면 된다. 병원에서도 이와 같은 종류의 운동요법으로 현기증을 치료하기도 한다.

✚ 스트레스 관리로 현기증 발작을 예방한다

때로는 심리적 스트레스가 현기증을 일으키는 요인이 되기도 한다. 우리 몸은 스트레스를 받으면 교감신경이 활동해서 혈관이 수축된다. 반대로 심신이 편안하면 부교감신경이 활동해서 혈관이 확장된다. 그런데 이 교감신경과 부교감신경의 균형이 무너져 자율신경에 이상이 생기면 현기증이 일어날 수 있다.

현기증 발작을 방지하는 생활습관

- 두통의 유형에 따라 다르게 대처해서 혈관을 수축시키거나 확장시킨다.
- 충분한 수면을 취한다.
- 스트레스를 쌓아두지 않는다.
- 커피, 홍차, 녹차 등을 통해 카페인을 섭취하지 않는다.
- 담배를 삼간다.

이런 종류의 현기증이 있는 사람은 자율신경에 이상이 생기지 않도록 미리 관리해야 한다. 즉 평소에 잠을 충분히 자고 스트레스가 쌓이지 않도록 한다. 또한 커피나 차에 함유된 카페인은 교감신경을 자극하고, 담배는 내이와 뇌를 연결하는 혈관을 수축시켜 혈액순환을 방해하니 되도록 자제해야 한다. 특히 현기증을 느낄 때 흡연은 절대 금물이다.

Tip

내이성 현기증, 즉 회전성 현기증이 계속 일어날 때는 어떻게 해야 할까?

⇨ 이비인후과에서 원인을 파악하고 적절한 치료를 받자.

회전성 현기증은 체조를 통해 증상이 호전되는 경우가 많지만 다른 종류의 현기증은 반복적으로 발생하거나 장기간 지속되는 경우도 있다. 일반적으로 뇌출혈이나 뇌경색, 뇌종양 등 중증 질환이 원인인 현기증이 아니라면 대부분 치료할 수 있으니 너무 걱정하지 않아도 된다. 다만 회전성 현기증이라도 원인은 다양하므로 이비인후과에서 진단을 받고 적절한 치료를 하는 것이 중요하다. 예를 들어 회전성 현기증이 반복적으로 나타나거나 이명이나 난청을 동반하는 경우에는 메니에르병일 수 있다. 이 질환은 발작이 일어나면 30분에서 12시간 정도 지속되고, 하루 걸러 나타나기도 하고 몇 년에 한 번씩 나타나기도 하는 등 무척 다양한 형태를 보인다. 치료를 할 때는 현기증을 덜어주는 약이나 구토억제제, 비타민 B_{12}, 이뇨제 등을 이용한다.

멀미의 원인과 예방

멀미를 하는 사람은 자동차 같은 이동수단을 타면 현기증과 구토 등의 증상이 나타난다. 멀미는 의학 용어로 동요병이라고 하는데 자동차, 배 등 이동수단의 진동으로 인해 눈으로 들어오는 시각정보와 내이에서 느끼는 평형감각이 일치하지 않아서 나타나는 증세이다.

멀미를 예방하려면 몸 상태를 좋게 유지하는 것이 중요하다. 컨디션이 좋지 않거나 피곤하면 쉽게 멀미를 하기 때문이다. 이는 의학적으로도 밝혀진 사실이다.

우선 장거리 이동을 하기 전날, 잠을 충분히 자고 폭음과 폭식을 피해서 위장을 편안하게 하자. 수면부족이거나 공복 혹은 만복 상태일 때 그리고 변비가 있을 때 멀미를 할 확률이 높아진다.

이동수단을 타면 시선은 진행방향 쪽으로 두고 멀리 있는 경치를 바라보자. 운전자와 시선 위치를 비슷하게 하고 자신이 운전하는 기분으로 앉아 있으면 멀미를 예방할 수 있다. 이는 내이에 있는 세반고리관이 이동수단에 의한 진동에 쉽게 대응할 수 있도록 돕는 작용을 하기 때문이다. 또한 소화기관이 압박을 받으면 구토를 유발할 수 있으니 꽉 조이는 속옷이나 벨트를 착용하지 않아야 한다. 멀미약도 어느 정도 효과가 있긴 하지만 우선 이와 같은 방법부터 실천해보자.

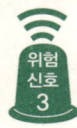

위험 신호 3 숨은 뇌경색

· 한쪽 몸이나 팔다리가 저리고 감각이 없어!
· 발음이 어둔해지고 멀미를 하는 것처럼 어지럽네.
· 갑자기 말이 나오지 않는 증상이 잠깐 나타났다가 사라져.

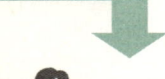 그냥 내버려두면…

몇 년 안에 심각한 뇌경색 발작이 일어나 여러 장애가 생길 수 있다!

당신의 증상은?

사례 1

55세의 회사원입니다. 회사에서 실시하는 건강검진을 받을 당시 고혈압이라는 진단이 나왔습니다. 의사는 애연가인 제게 금연을 권했지만 크게 신경 쓰지 않고 평소처럼 생활했습니다. 그런데 얼마 전, 회의에서 자료를 설명하던 중 갑자기 혀가 꼬이며 말이 잘 나오지 않았습니다. 그래서 물을 마시려고 했더니 이번에는 손에 힘이 들어가지 않아 컵을 놓쳤습니다. 사람들이 신속하게 구급차를 불러준 덕분에 응급실에서 진료를 받을 수 있었습니다. 잠시 쉬었더니 보통 때와 같이 회복되어서 별일 아니라고 생각했지만, 의사에게 '일과성 뇌허혈증'이라는 설명을 듣고 가슴이 덜컥 내려앉았습니다. 다행히 사람이 많을 때 증상이 나타나 도움을 받을 수 있었지만 만약 혼자 있을 때 그런 일이 일어났다면 어떻게 됐을지 생각만 해도 소름이 끼칩니다.

사례 2

지금부터 약 10년 전, 저희 아버지는 59세의 나이에 뇌경색으로 쓰러지셨습니다. 목숨은 부지했지만 반신마비가 왔습니다. 당시 일밖에 몰랐던 아버지는 대규모 프로젝트를 맡아 불규칙한 생활을 했습니다. 자신의 몸을 돌보지 않았을 뿐더러 좋아하는 술을 줄이려는 노력도 하지 않았지요. 나중에 들은 이야기이지만 그해에 회사에서 검진을 받았는데 미세한 뇌경색이 발견되었다고 합니다. 아버지는 일이 일단락되면 치료를 받을 생각이셨습니다. 평소에는 아무 증상도 나타나지 않았고 '몇 mm 정도의 미세한 뇌경색'이라고 들었기에 그렇게 빨리 심각한 발작이 일어날 거라고는 상상도 하지 못하신 것 같습니다. 그때 바로 병원에서 치료를 받았다면 얼마나 좋았을까요. 이제 와서 그렇게 생각해봤자 아무 소용 없지만 정말 안타깝습니다.

뇌경색의 전조증상이라고 하는 일과성 뇌허혈 발작인 사례 1과 무증상 뇌경색인 사례 2를 일명 '숨은 뇌경색'이라고 한다. 숨은 뇌경색이 무서운 이유는 증상이 거의 없거나 증상이 나타나도 보통 10분 이내, 길어도 24시간 이내에 회복되어서 그냥 넘어가기 쉽기 때문이다. 증상이 있는 경우에는 한쪽 몸이나 팔다리가 저려서 움직일 수 없게 되거나 혀가 잘 돌아가지 않아 발음이 어둔해진다. 말이 나오지 않고 멀미를 하는 것처럼 어지러워하는 사람도 있다.

사례 1의 남성처럼 사람들 앞에서 발작을 일으키면 몸에 이상이 있다는 것을 금세 알아차릴 수 있다. 그런데도 대부분은 병원에서 진단을 받지 않는다. 또 사례 2의 남성처럼 우연한 기회에 무증상 뇌경색이 발견되었지만 병원 진료를 뒤로 미루는 동안 갑작스럽게 발병하는 경우도 있다.

뇌 여기저기에 무증상 뇌경색이 일어난 사람 중 약 30%가 수년 안에

뇌경색 환자가 말하는 전조증상	
1위	팔다리 마비
2위	현기증(시력 장애)
3위	피로
4위	두통
5위	건망증

뇌경색을 일으킨다는 데이터가 있다. 뇌경색은 증상이 거의 없거나, 있어도 금방 회복되어서 내버려두기 일쑤이지만 절대 얕잡아보면 안 되는 증상이다. 전조증상이 있다면 곧바로 뇌신경외과에서 진단을 받도록 하자.

원인

동맥경화, 고혈압, 당뇨병, 고지혈증이 뇌경색을 일으킨다. 전조증상을 발견하는 것은 오히려 행운일 수 있다.

뇌경색은 발병 2시간 이내에 전문적인 치료를 할 수 있는 병원으로 가지 않으면 목숨이 위험하며, 목숨은 건진다 해도 심각한 후유증이 남는다. 따라서 그렇게 되기 전에 숨은 뇌경색을 발견해서 치료해야 한다. 자신에게 숨은 뇌경색이 있는지 다음 테스트로 자가 진단해보자. 이 테스트를 실시한 후 숨은 뇌경색이 의심된다면 신속하게 신경내과나 뇌신경외과에 가서 진단 및 치료를 받아야 한다. 초기 단계에서 약물치료나 운동치료 등 적절한 치료를 받으면 후유증 없이 치료할 수 있으며 재발도 막을 수 있다.

증상을 체크하자!

테스트 1. 소용돌이 따라 그리기

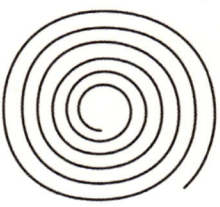

① 우선 종이와 서로 다른 색깔의 펜을 2개 준비한
다. 종이에 폭 5mm 간격의 소용돌이를 다섯 바
퀴 정도 그린다.

② 다른 색깔의 펜으로 조금 전에 그린 소용돌이 사
이에 새로운 소용돌이를 10초 안에 다시 그린다.
이때 처음 그린 소용돌이의 선은 건드리지 않도
록 한다.

진단

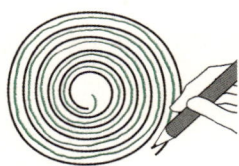

이 테스트를 하려면 집중력과 어느 정도의 운동신
경, 시신경이 필요하다. 만약 ①의 소용돌이에 ②의
소용돌이가 부딪치거나 선에서 튀어나온 곳이 2곳
이상 있으면 조심해야 한다. 대뇌기저핵이나 소뇌에
숨은 뇌경색이 발생했을 수 있다.

테스트 2. 일회용 젓가락집 잡아당기기

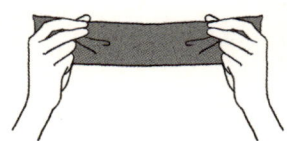

일회용 젓가락 포장지를 준비해서 양쪽을 힘껏 잡
아당긴다.

진단

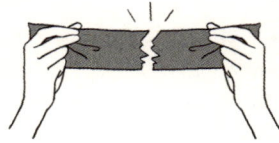

이 테스트에서는 손의 운동신경이 요구된다. 그림처
럼 되면 아무 이상이 없는 것이다. 그러나 젓가락 포
장지가 찢어지지 않고 어느 한쪽 손에서 쑥 빠져나
가면 숨은 뇌경색이 발생했을 수 있다.

테스트 3. 다른 컵에 물 따르기

① 같은 모양의 컵을 2개 준비한다. 컵 하나에 물을 가득 채운 다음 두 컵을 양손에 하나씩 잡는다.

② 컵을 기울여 비어 있는 컵에 물을 따른다. 물을 다 따른 다음에 다시 한 번 원래 물이 담겼던 컵에 물을 따른다. 이렇게 5~6번 반복한다.

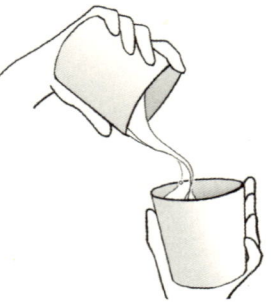

진단

이 테스트에서 물을 많이 흘린 사람은 대뇌기저핵이나 소뇌에 장애가 있을 수 있다. 물을 흘리지 않고 90% 이상 따른 사람은 걱정하지 않아도 된다.

테스트 4. 양팔 앞으로 내밀기

① 등을 쭉 펴고 똑바로 서서 눈을 감는다.

② 양팔을 어깨높이까지 올리고 좌우가 평행이 되도록 앞으로 쭉 뻗는다. 이때 손바닥을 위로 향하게 하고, 엄지손가락을 제외한 네 손가락을 딱 붙인다.

③ 그 상태에서 10초간 정지한다.

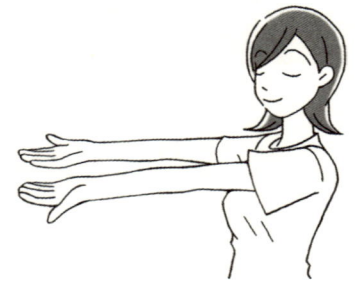

진단

이 테스트로 대뇌의 전두엽이나 추체로(錐體路, 신경 섬유 다발로, 의지적 운동을 지배하며 말초에서 올라가는 감각 조정에 관여)에 숨은 뇌경색이 발생했는지 확인할 수 있다. 전두엽은 사고력, 언어, 행동을 주관하는 중추가 있는 곳이고, 추체로는 뇌에서 몸의 각 부위의 근육으로 지령을 전달하는 경로이다. 어느 한쪽 팔이 무의식적으로 안쪽으로 기울듯이 내려간다면 전두엽에 뇌경색이 숨어 있을 가능성이 있다. 팔꿈치가 약간 구부러지거나 손가락이 약간 벌어지거나 손바닥을 위로 향하지 못하고 그대로 팔이 내려가는 경우에는 추체로 곳곳에 뇌경색이 숨어 있을 가능성이 있다.

① 바닥에 똑바로 선다. 자신이 서 있는 위치를 확인할 수 있게 테이프를 붙여 표시해 둔다.

② 눈을 감고 제자리 걷기를 50회 한다. 이때 다리는 최대한 높이 들고 팔을 힘차게 흔든다. 제자리 걷기를 마친 뒤, 눈을 뜨고 원래 위치에서 얼마나 벗어났는지 확인한다.

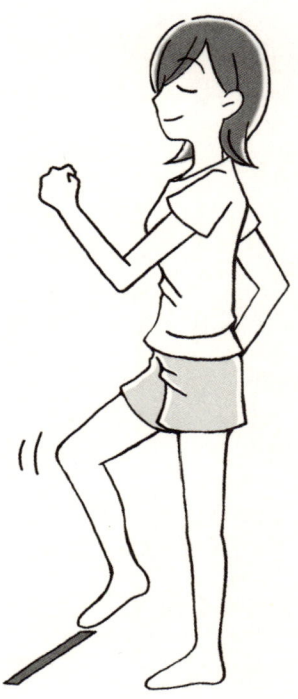

진단

이 테스트로 소뇌나 경수(頸髓, 척추 내에 있는 중추신경인 척수에는 31쌍의 신경다발이 있는데, 그중 목 부위에 있는 8쌍의 신경)에 숨은 뇌경색이 있는지 확인할 수 있다. 소뇌는 팔다리가 복잡하고 신속한 동작을 할 수 있게 해주고, 경수는 뇌와 몸을 연결하는 경로다. 제자리걸음을 시작한 위치보다 45° 이상, 75cm 이상 벗어났다면 소뇌와 경수에 숨은 뇌경색이 발생했을 수 있다.

숨은 뇌경색일 경우, 적절한 치료를 받는 것도 중요하지만 생활습관병에 걸리지 않게 노력하는 것이 우선되어야 한다. 또한 스트레스를 쌓아두지 말고 폭음·폭식을 피하며 비만이 되지 않도록 조심해야 뇌경색의 발병과 재발을 막을 수 있다. 평상시에는 다음과 같은 점에 주의하자.

수분을 적절히 섭취한다

혈액이 끈끈한 점액질이 되지 않도록 아침에 일어났을 때와 자기 전에 물을 1잔씩 마시는 습관을 들이자.

운동 부족을 개선한다

가능한 한 평소에 자주 걸어 다닌다. 엘리베이터를 타지 않고 계단으로 올라가거나 여러 상점에 들러 장을 보거나 일부러 멀리 떨어진 상점에 가는 식으로 운동량을 늘린다.

담배와 술을 삼간다

하루에 40개비 이상 담배를 피우는 사람은 피우지 않는 사람보다 사망률이 4배 높다는 사실이 밝혀졌다. 또한 술을 하루 1잔 이상, 예를 들어 맥주를 500mL 이상 마시는 사람은 뇌졸중으로 사망할 확률이 높아진다.

염분과 콜레스테롤을 조절한다

뇌경색의 주원인인 고혈압을 예방하려면 염분 섭취를 줄여야 한다. 건강한 사람은 하루에 10g 미만의 염분을 섭취하면 되지만 혈압이 높은 사람은 6g을 기준으로 삼아야 한다. 저염식은 처음에는 어렵게 느껴지지만 싱거운 맛에 익숙해지면 쉽게 실천할 수 있다. 또한 칼륨은 염분을 몸 밖으로 내보내므로 칼륨이 많이 함유된 채소와 버섯, 과일을 적극 섭취하자.

콜레스테롤도 동맥경화의 원인이 되니 유지방, 과자, 인스턴트면, 육류의 섭취를 자제해야 한다. 음식을 튀기거나 볶을 때는 식물성 기름을 사용하고 되도록 식이섬유를 많이 섭취하도록 신경 쓴다.

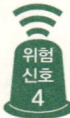

위험 신호 4 가슴 통증 (협심증 · 심근경색)

· 가슴이 조여드는 것처럼 아프네.
· 요즘 들어 숨이 차고 가슴이 심하게 두근거려.

그냥 내버려두면…

발작이 자주 일어나면 결국 심장에 심각한 장애가 생기며,
심근경색으로 진행될 경우에는 목숨이 위험해진다.

당신의 증상은?

사례 1

53세의 회사원입니다. 아들의 운동회에서 달리기 대회 선수로 나가 몇 미
터를 달리는데 갑자기 가슴이 조여드는 것 같은 통증에 휩싸였습니다. 제
가 느꼈을 때는 무척 오랜 시간 통증이 지속된 것 같았지만 주위 사람들
말로는 고작 몇 분에 불과했다고 합니다. 하지만 그 뒤로는 아무 일도 없
었고 다시 통증이 느껴지지도 않아서 아직 병원에는 가지 않았습니다.

젊은 시절부터 기름진 음식을 좋아했고 흡연과 음주도 남들보다 즐기는
편입니다. 게다가 일이 바빠서 생활리듬도 불규칙합니다. 건강한 생활습
관은 아니었죠. 그래서 병원을 찾아가면 혹여 제가 좋아하는 것들을 모두
끊으라고 할까 봐 주저하고 있습니다. 하지만 아들도 아직 어린데 심각한

질병이면 어떻게 하나 걱정스럽습니다. 요즘에는 기분 탓인지 위나 등 부분과 몸 여기저기가 자주 아픈데 가슴 통증과 관련이 있는 것은 아닌지 불안합니다.

58세의 주부입니다. 40대부터 당뇨병을 앓아서 치료를 계속하고 있습니다. 식습관에 신경을 쓰고 산책과 같은 가벼운 운동을 하고 있는데 요즘 들어 조금만 움직여도 숨이 차고 가슴이 두근거려서 괴롭습니다.

얼마 전, 오랜만에 친구를 만났습니다. 그 친구는 몇 년 전에 심근경색이 발생해 구급차로 병원에 실려 갔다고 합니다. 친구의 말에 따르면 명치에 지금까지 겪어 본 적 없었던 엄청난 통증을 느꼈다고 합니다. 순간적으로 좀 편해졌나 싶으면 다시 심한 통증이 덮쳐서 이제 죽을지도 모른다고 생각할 정도였다고 합니다. 다행히 30분 정도 지나자 증상이 안정되고 합병증도 없어서 퇴원할 수 있었다고 합니다. 그런데 친구가 이야기해준 발작이 일어나기 전의 상황이 요즘의 제 상태와 비슷해서 불안합니다.

2011년에 일본 후생노동성이 발표한 일본인의 사망원인에서 심장병은 암에 이어 2위를 차지했다. 한국 역시 이와 같은 양상을 보인다. 최근에는 협심증이 증가하는 추세이고 남성은 45세 이상, 여성은 55세 이상에게 많이 나타난다고 한다. 비만, 흡연, 스트레스가 원인인 심장병은 이른바 생활습관병이다.

사례 1의 남성에게 나타난 갑작스러운 가슴 통증은 협심증일 확률이 높다. 협심증은 발병 후 30초에서 15분 정도 지나면 가라앉고 마치 아무 일도 없었던 것처럼 원래 상태로 돌아간다. 하지만 그렇다고 해서 발작을 내버려둘 경우, 병을 점점 키우는 꼴이 된다.

또 협심증이 몇 번씩 반복적으로 일어나면 사례 2의 여성이 걱정하는 심근경색으로 발전하는 경우도 적지 않다. 심근경색이 되면 심장의 근육이 괴사하고 중대한 합병증이 동반되며 갑자기 죽음에 이르기도 한다. 그러므로 가슴이 오그라드는 것 같은 통증을 단 한 번이라도 느꼈다면 절대 방치하지 말고 즉시 순환기내과에서 진료를 받자.

원인 심장을 둘러싼 관상동맥이 좁아지거나 폐색되어 협심증 또는 심근경색을 일으킨다.

협심증, 심근경색은 어떠한 전조증상 없이 갑자기 찾아온다. 둘 다 가슴이 오그라드는 통증을 느끼므로 이러한 통증을 느꼈을 때는 각별히 주의해야 한다. 언제 가슴 통증이 일어나고 어떤 증상을 보였는지, 다음 중 해당하는 내용을 체크해보자.

증상을 체크하자!

☐ 가슴 한가운데가 조여드는 듯이 아프다가 30초에서 15분 뒤에 통증이 사라진다. (A)

☐ 위나 등, 치아, 턱, 왼쪽 어깨에 통증이 찾아왔다. (B)

☐ 달리거나 계단을 오르내리는 등 몸을 움직인 뒤에 가슴 통증을 느꼈다. (C)

☐ 자다가 갑자기 가슴 통증이 찾아왔다. (D)

A, B에 해당하는 사람은 협심증일 가능성이 크다.

C에 해당하는 사람은 안정형 협심증일 가능성이 있다.

D에 해당하는 사람은 이형 협심증일 가능성이 있다.

E, F에 해당하는 사람은 심근경색이 될 위험이 높다.

✚ 협심증과 심근경색은 어떤 병일까?

가슴이 조여드는 듯한 통증, 즉 협심증이 일어나는 것은 심장을 거미
줄처럼 촘촘히 둘러싸고 있는 관상동맥의 혈관이 좁아져(동맥경화) 심
장근육이 필요한 산소를 충분
히 공급하지 못하기 때문이다.
심장근육에 산소가 부족해지면
심장의 기능이 저하되어 발작
적인 통증이 발생한다.

동맥경화는 나이가 들면
서 혈관이 노화되어 탄력성을
잃고 딱딱하게 굳거나 동맥에

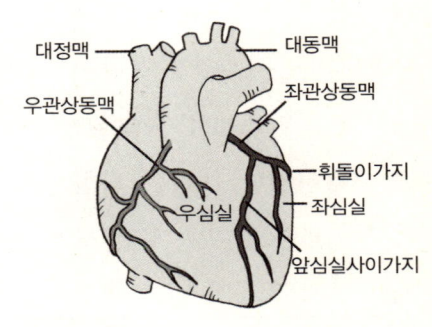

심장을 둘러싼 관상동맥

여러 이물질이 쌓여 혈관이 좁아져 혈액의 흐름이 나빠진 상태를 말한다.

✚ 협심증의 2가지 유형

협심증에는 2가지 유형이 있다. 하나는 몸을 움직였을 때 나타나는 안정형 협심증이다. 언덕을 오르거나 달리기를 하면 심근은 평상시보다 많은 혈액을 필요로 하는데, 관상동맥에 동맥경화증이 발생하면 충분한 혈액을 공급할 수 없게 되어 협심증이 발생한다.

또 하나는 이형 협심증이다. 이형 협심증은 대개 휴식을 취할 때나 아침 일찍 발생하며, 관상동맥의 어느 한 부위가 수축해서 혈액이 원활하게 흐르지 못해 발병한다. 이형 협심증은 흡연과 추위에 영향을 받는다.

둘 다 손바닥 크기 정도의 부분이 조여드는 듯한 통증이 찾아온다. 심장 통증은 보통 왼쪽 가슴에서 발생한다고 생각하지만 사실 정확한 위치는 가슴 한가운데다. 또 가슴 부위 통증이 아니라 위나 등, 치아나 턱, 왼쪽 어깨

협심증 유형에 따른 관상동맥

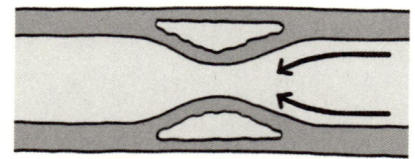

안정형 협심증 : 동맥경화로 혈관이 좁아져서 평상시보다 많은 혈액이 필요할 때도 혈액의 양을 늘릴 수 없다.

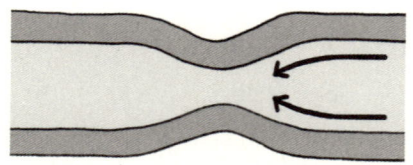

이형 협심증 : 혈관이 경련을 일으키며 구부러지듯이 수축해 혈액의 흐름이 악화된다.

가 아픈 경우도 있다. 특히 고령자에게 발병 위험이 높다.

한국의 경우, 국민건강보험공단이 공개한 '2006~2010년 협심증 건강보험 진료비 지급 자료' 분석결과에 따르면 협심증으로 진료를 받은 환자는 2006년 43만 9,000명에서 2010년 51만 2,000명으로 연평균 4% 증가한 것으로 조사됐다. 2010년 협심증 환자 중 50대 이상의 환자 비중은 87.0%였다. 즉 협심증 환자 10명 중 8명 이상이 50대 이상이라는 의미이다.

✚ 심근경색이 되면 격렬한 통증이 장시간 지속된다

관상동맥이 점점 좁아지다가 완전히 막히면 혈액이 공급되지 않아 그 부근의 심근이 괴사해서 원래의 상태로 돌아가지 못하게 된다. 이를 심근경색이라 하며, 부정맥이 일어나거나 쇼크 상태에 빠지는 등 생명이 위험한 상태에 이를 수 있다. 심근경색이 일어나면 즉시 구급차를 불러서 집중치료를 받아야 한다.

심장발작을 일으킨 사람은 얼굴이 창백해지고 심장을 쥐어짜는 듯한 통증을 오랫동안 느낀다. 간혹 고령자나 당뇨병 환자 중에는 증상이 전혀 나타나지 않는 사람도 있다. 그러나 그때도 숨이 심하게 차

심근경색일 때의 혈관

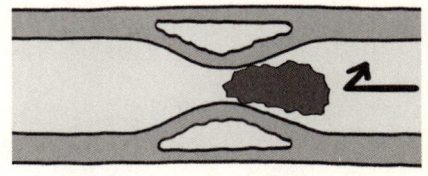

동맥경화로 좁아진 혈관 내부를 혈전이 막아서 혈액이 이동할 수 없다.

거나 가슴이 두근거려서 괴롭다고 느낀다. 또한 심근경색이 일어나기 전에는 협심증이 발병하는 경우가 많다는 사실을 기억해두자.

대책 협심증이나 심근경색의 발병을 막아 심장병을 예방한다.

✚ 증상이 나타나기 전에 생활습관을 개선하자

협심증과 심근경색이 발병하면 심장에 크게 부담이 가기 때문에 순환기내과나 심장혈관외과에서 전문적인 치료를 받아야 한다. 따라서 협심증이나 심근경색이 일어나지 않도록 최대한 생활습관을 개선해서 건강한 생활을 하도록 노력하자. 특히 당뇨병, 고지혈증, 고혈압 같은 병이 있는 경우, 부모 형제 중 심장병에 걸린 사람이 있는 경우에는 각별히 주의해야 한다.

심장병 발병 위험을 줄이려면 걷기, 달리기, 자전거 타기 등의 유산소운동이 효과적이다. 주말 등을 이용해 꾸준히 시행하자. 그리고 식사를 할 때는 염분과 동물성 지방 섭취를 줄이고, 등푸른생선DHA, 어패류타우린, 채소비타민 C, 칼륨, 베타카로틴, 콩류와 두부이소플라본, 비타민 E, 낫토나토키나제 등을 섭취하면 심장발작을 일으킬 위험이 높은 동맥경화를 예방할 수 있다.

또한 흡연은 협심증과 심근경색 발병률을 높이는 주범이므로 반드시 금연해야 한다. 흡연자가 담배를 끊으면 1년 뒤에는 발병률이 절반으로 감소하고 15년 뒤에는 담배를 피우지 않은 사람과 동일한 수치까지 떨어진다. 스트레스와 수면 부족도 발병률을 높이므로 충분한 수면을 취하고 적절한 방법을 통해 스트레스를 해소하도록 하자.

✚ 조금만 생활습관을 개선하면 발병을 막을 수 있다

가슴 통증은 주로 격렬한 운동을 할 때(계단을 오르내리거나 언덕길을 급하게 올라가거나 땀을 흘릴 정도의 운동), 급격한 온도 변화가 있을 때(욕실, 탈의실, 화장실 등), 극도로 흥분하거나 긴장한 상태에서 일어난다.

　　따라서 심한 운동은 피하고 목욕을 하기 전에는 욕실과 탈의실을 미리 따뜻하게 해놓으면 효과가 있다. 너무 오랫동안 목욕을 하거나 지나치게 뜨거운 물에서 목욕하는 것도 금물이다. 혈액이 응축되어 혈액의 흐름이 나빠지기 때문이다. 또한 거실이나 방보다 온도가 낮은 화장실에 갈 때는 따뜻한 옷을 걸치고 가는 것이 좋다. 배변 시 힘을 주는 것도 피한다. 이처럼 일상생활에서 조금만 신경을 써도 협심증과 심근경색의 발병률을 낮출 수 있다.

생활습관을 개선했는데도 동맥경화라는 진단을 받았을 때는 어떻게 해야 할까?

⇨ 심장 검사를 받아 협심증과 심근경색 발병률을 알아보자.

가슴 통증이 없는 사람도 운동부하 심전도 등의 심장 검사를 받으면 협심증이나 심근경색이 발병할 위험이 있는지 확인할 수 있다. 동맥경화증이 있는 사람은 심근경색이나 협심증이 발병할 위험이 높으니 자신이 동맥경화증일 확률이 있다면 반드시 한번은 심장 검사를 받아보자. 동맥경화를 확인할 수 있는 다음의 내용 중 절반 이상의 항목에 해당하는 사람은 이미 동맥경화일 가능성이 높다.

당신이 동맥경화일 위험은 얼마나 높을까?

□ 비만이다.
□ 운동 부족이다.
□ 담배를 피운다.
□ 편식을 한다.
□ 당뇨병, 고지혈증, 고혈압 등의 지병이 있다.
□ 심전도 검사를 받았는데 이상이 있었다.
□ 부모 형제 중 심장병을 앓는 사람이 있다.
□ 평소에 스트레스를 많이 받는다.
□ 경쟁심이 강하고 화를 잘 내며 성격이 급하다는 말을 듣는다.

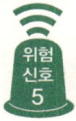

위험 신호 5
속쓰림

· 속쓰림이 너무 심해서 괴로워!
· 가슴이 꽉 조이듯 아파.
· 천식 환자처럼 기침이 나오고 목에 이물감이 있어.

그냥 내버려두면…

**위산이 식도로 역류해서 역류성 식도염으로 진행되며
이 증상이 계속 반복되면 식도암이 될 수도 있다.**

당신의 증상은?

사례 1

49세의 회사원입니다. 젊었을 때부터 야근이 잦았고 식사 시간도 불규칙했습니다. 점심을 건너뛰고 늦은 밤에 고기를 2인분이나 먹는 일도 종종 있었습니다. 그래서 아침에 일어나면 속이 쓰리거나 메스꺼움을 느끼기 일쑤였습니다. 40대가 되자 속쓰림과 메스꺼움뿐 아니라 가슴에 통증이 찾아오고 끊임없이 기침이 나오는 이상증세가 발생했습니다. 그래서 식생활에 신경을 쓰고 술을 줄였습니다.

규칙적인 생활을 할 때는 별문제가 없지만 조금이라도 무리를 하거나 기름진 음식을 먹으면 기분이 나빠집니다. 가끔은 서 있기 힘들 정도로 몸이 좋지 않습니다. 위내시경을 한번 받아보는 게 좋을까요?

42세의 주부입니다. 몇 년 전에 출산을 했는데 그 뒤부터 속쓰림 증상이 생겼습니다. 평소에도 식생활에 신경을 쓰고 소식을 하는 편이지만 몸 상태가 안 좋아지면 아무것도 할 수 없을 정도로 속이 쓰립니다. 그래서 식사를 하지 않으면 이번에는 위산이 올라오는 듯한 느낌이 들어서 이러지도 저러지도 못하고 있습니다.
제 친구는 임신 중에 역류성 식도염에 걸려 저와 같은 증상에 시달렸지만 지금은 말끔히 나았다고 합니다. 저도 역류성 식도염일까요? 아니면 다른 병이 있는 것인지 걱정입니다.

속쓰림, 가슴 통증, 기침 같은 증상이 나타나는 역류성 식도염은 원래 서양인에게 많이 생기는 병이었지만 식생활이 서구화되고 고령화가 진행됨에 따라 동양에서도 환자 수가 증가하고 있다.

그 결과, 25년 전에는 내시경 검사를 받아서 역류성 식도염이 발견되는 사람은 2~3%에 불과했지만 요즘에는 10%에 육박하게 되었다. 또한 사례 1과 2에 나오는 사람처럼 증상이 있는데도 의료기관에서 진단을 받지 않는 사람 역시 많을 것이라고 추정된다. 이와 같은 사람을 포함하면 지금 일본에는 5명 중 1명꼴로 역류성 식도염을 앓고 있다고 추측할 수 있다. 한국의 경우, 건강보험심사평가원이 발표한 최근 5년간(2008~2012년) '위식도 역류 질환'에 대해 분석한 결과에 따르면 2008년 199만 명이었던 환자가 2012년에는 336만 명으로 69%나 급증했다. 성별로 분석해보면 남성이 42%, 여성은 약 58%로 여성이 다소 많았다. 연령대별 점유율을 보면 50대가 24.1%로 가장 높았고 40대가 20.5%로 중장년층 환자가 절반 가까이 되었다.

역류성 식도염은 정도의 차이는 있지만 누구나 일상적으로 걸릴 수 있는 증상이기에 오히려 의료기관에 빨리 찾아가지 않는 사람도 많다. 앞에서 말한 속쓰림(가슴 부근이 타는 듯이 아프다), 가슴 통증(가슴이 쥐어짜는 듯이 아프다), 천식 환자처럼 색색거리며 나오는 기침뿐 아니라 목에 이물감이 느껴지거나 목이 쉬는 증상도 나타난다.

또한 증상이 심해지면 좀처럼 잠을 이루지 못하고 한밤중에 계속 잠에서 깨기도 한다. 그리고 역류한 위액이 장시간 식도 내에 머물러 있으면 식도의 점막이 위의 점막과 유사한 세포로 변형될 수 있다. 이러한 상태를 바렛 식도barrett's esophagus(위산이 식도로 역류해 오랜 시간 식도벽을 자극하면서 식도 점막이 위 점막과 유사한 세포로 변형되는 질환을 말한다. 식도암은 암의 조직형에 따라 편평상피세포암, 선암 등으로 나뉘는데 이 중 식도선암은 대개

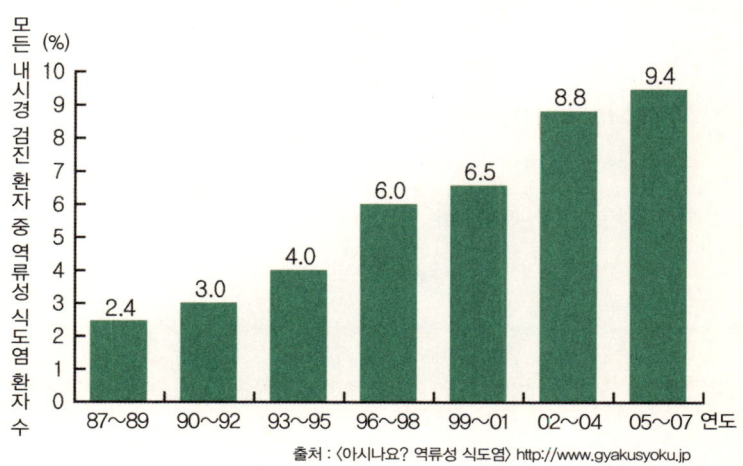

내시경 검사로 본 역류성 식도염

모든 내시경 검진 환자 중 역류성 식도염 환자 수

출처: 〈아시나요? 역류성 식도염〉 http://www.gyakusyoku.jp

바렛 식도에서 발생한다. 따라서 바렛 식도는 식도선암의 전암 상태라고도 불린다. 북미와 유럽에서는 식도암 환자의 절반이 식도선암이다.)라고 부른다. 바렛 식도 상태가 지속되면 염증이 반복적으로 나타나다가 결국 식도암으로 진행될 우려가 있다.

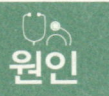

원인

**생활습관과 노화가 원인이 되어
식도 하부의 근육이 이완되어 나타난다.**

평소에 속이 자주 쓰려도 시간이 지나면 가라앉아서 그냥 넘어가는 사람이 많다. 그러나 가벼운 역류성 식도염도 방치하면 식도암이 될 위험이 높다. 당신이 겪고 있는 속쓰림이 역류성 식도염인지 자가 진단해보자.

증상을 체크하자!

☐ 기름진 음식을 자주 먹는다.

☐ 스트레스를 많이 받는다.

☐ 등이 굽었다(고령 또는 원래 체형).

☐ 비만이다(또는 임신 중이다).

☐ 식도열공탈장 등의 지병이 있다.

이 중 하나라도 해당하고, 속쓰림이 자주 나타난다면 주의가 필요하다.

✚ 역류성 식도염에 걸리는 원인

식도와 위의 경계 부위에 있는 하부식도괄약근은 평소에 닫혀 있는 것
이 정상이다. 그러나 괄약근의 조절 기능이 저하되어 완전히 닫히지
않게 되면 강한 산성인 위액이 식도로 역류해 염증이 유발되는데, 이
것이 역류성 식도염이다. 역류성 식도염은 생활습관과 노화가 원인이
되어 나타난다.

　지방을 섭취하면 십이지장에서 콜레시스토키닌이라는 소화호르
몬이 나와 하부식도괄약근이 이완되기 때문에 위액이 쉽게 역류한다.
또 지방이 많은 식품은 소화되는 시간이 오래 걸려 위에 오랫동안 머
무르는데 이 또한 위액이 쉽게 역류하는 원인이 된다.

　일에 쫓기고 스트레스를 많이 받으면 쉽게 초조해지는데, 이 경우
교감신경이 자극을 받아 위점막의 혈관이 수축해 혈액 흐름이 정체된
다. 결국 위산이 지나치게 분비되어 역류하기 쉬워진다.

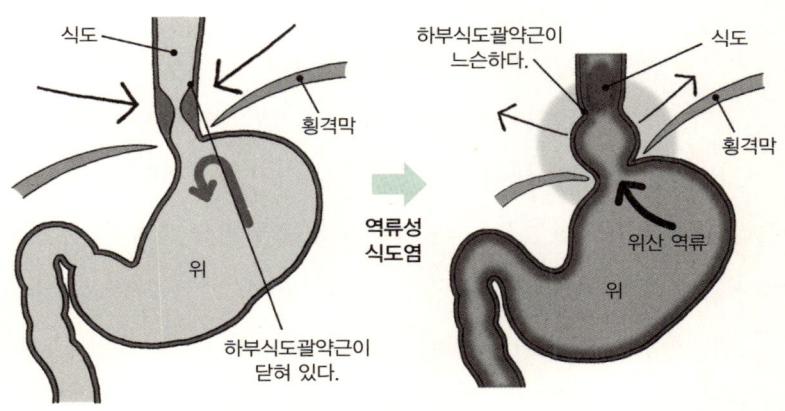

하부식도괄약근 기능 저하

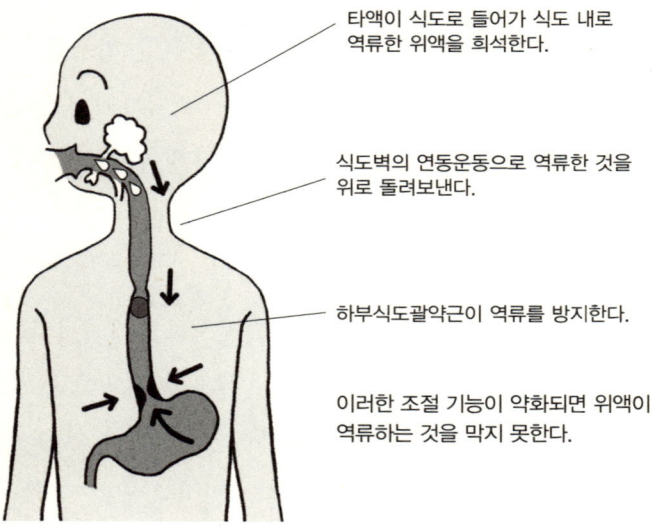

타액이 식도로 들어가 식도 내로
역류한 위액을 희석한다.

식도벽의 연동운동으로 역류한 것을
위로 돌려보낸다.

하부식도괄약근이 역류를 방지한다.

이러한 조절 기능이 약화되면 위액이
역류하는 것을 막지 못한다.

또한 나이가 들면 하부식도괄약근의 조절 기능이 약해진다. 그뿐
아니라 식도벽의 연동 운동 역시 약해지고 타액 분비량도 감소하기 때
문에 역류한 위액을 위로 되돌려 보내지 못한다.

비만인 사람, 임신부, 등이나 허리가 굽은 고령자도 위액이 역류
하기 쉽다. 이는 비만이나 임신으로 복부가 팽창해 위가 압박을 받거
나 등이나 허리가 굽어서 복압이 쉽게 높아지기 때문이다.

그 밖에 식도열공탈장 등의 지병이 있는 사람도 역류성 식도염에
걸릴 위험이 높다. 식도열공탈장은 식도열공(식도가 관통하는 횡격막의 구
멍)이 헐거워지거나 커져서 위의 일부가 흉강 내로 튀어나온 상태를
말하며 선천적인 상태, 고령화, 복압 상승이 원인이다.

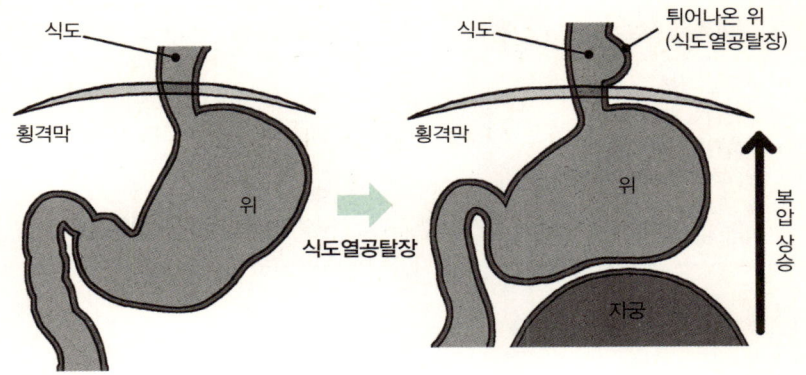

식도   식도   튀어나온 위
(식도열공탈장)

횡격막   횡격막   위

위   복압 상승

식도열공탈장   자궁

대책   생활습관을 개선하고 바른 자세를 유지하면
불쾌한 증상을 스스로 해소할 수 있다.

✚ 식생활을 돌아보고 소화기관과 점막 보호에 효과적인 식품을 섭취한다

우선, 언제 어떤 음식을 섭취했는지 평소의 식생활을 돌아보자. 그리고 평소에 기름진 음식과 신 과일 등 위산 분비를 촉진하는 식품을 멀리하고, 소화기관과 점막을 보호하는 데 효과적인 우유, 양배추와 같은 식품을 골라서 먹자. 물론 폭음과 폭식을 피하고 음주, 흡연도 삼가야 한다.

또 식후에는 위액이 역류하지 않도록 최소 30분 동안은 눕지 않도록 한다. 식후에 껌을 씹으면 약알카리성인 침이 분비되어 위산을 중화하므로 증상을 완화할 수 있다.

역류성 식도염 악화 식품	역류성 식도염 예방 · 완화 식품
• 고지방 식품 • 고단백질 식품 • 고춧가루, 후추 등 향신료 • 귤, 레몬 등 산미가 강한 과일 • 술 • 커피, 녹차 등 카페인 함유 음료	• 우유, 달걀(점막을 보호한다) • 무(소화 기능을 촉진한다) • 산마(점막을 강화한다) • 양배추(위산 분비를 억제한다) • 두부(염증을 가라앉힌다)

✚ 바른 자세를 취하고 스트레스를 받지 않는 생활을 한다

역류성 식도염도 대표적인 스트레스 질환에 속한다. 적절한 취미를 갖는 등 스트레스를 해소하도록 노력하자. 식도 괄약근은 자율신경에 의해 조절되므로 늘 즐겁게 생활하려고 노력하고, 충분히 휴식을 취하는 것이 우선이다.

몸을 꽉 조이는 옷을 입지 않고 평소에 구부정한 자세를 개선하는 것도 효과가 있다. 그리고 잘 때 쿠션이나 매트를 머리맡에 깔아 머리를 10~20cm 정도 높이로 유지하면 역류성 식도염의 증상 완화와 예방에 도움이 된다.

이처럼 일상생활에서 조금만 신경을 써도 증상을 개선할 수 있으니 꼭 실천해보자.

역류성 식도염이 되면 어떻게 해야 할까?
⇨ 소화기내과에서 검사와 치료를 받자.

속쓰림뿐 아니라 천식 환자처럼 기침이 나거나 목에 이물감이 느껴지고 목이 쉬는 증상이 함께 나타난다는 이유로 호흡기내과를 찾아가는 사람도 있다.

기침은 역류한 위액이 목이나 기관지를 직접 자극하거나 식도 점막을 통해 신경을 자극해서 발생한다. 또 목에 이물감이 느껴지거나 목이 쉬는 증상은 역류한 위액이 목에 염증을 일으켜서 이물감과 통증을 유발하기 때문이다. 이렇게 역류성 식도염에 걸리면 다양한 증상이 나타나 병원의 어느 과에서 진료를 받아야 할지 몰라 망설일 수도 있지만 속쓰림이나 트림 같은 증상이 함께 나타날 때는 소화기내과에서 진료를 받자.

역류성 식도염은 주로 내시경을 통해 확인하는데, 입에 내시경카메라를 넣어서 식도 내의 점막 상태를 살펴본다. 겉으로 드러난 증상만 보고 진단하는 경우도 있지만 확정 진단을 할 때는 대부분 내시경 검사를 실시한다.

역류성 식도염을 치료할 때는 증상 완화를 위해 위산 분비를 억제하는 약제나 점막 보호와 회복을 돕는 약제를 투여한다. 그 밖에도 식생활 지도를 병행하기도 한다. 식도열공탈장일 경우에는, 드물지만 수술을 할 수도 있다.

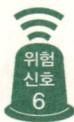

위험 신호 6 대사증후군

· 최근 들어 운동은 안 하고 좋아하는 음식만 먹네.
· 작년에 입던 옷이 맞지 않아.

그냥 내버려두면…

고혈당, 고지혈증, 고혈압뿐 아니라
동맥경화가 진행돼 뇌경색, 심근경색을 일으킬 수도 있다.

당신의 증상은?

53세의 회사원입니다. 젊었을 때는 어느 정도 활동적으로 생활했지만 지금은 운동을 거의 하지 않아 점점 살이 찌고 있습니다. 키가 170cm인데 체중은 80kg이 훌쩍 넘었으며, 양복을 매년 새로 사야 할 지경입니다. 그래서 다이어트를 하라는 아내의 성화가 보통이 아닙니다.

하지만 이제 나이도 있으니 살이 찌는 것은 어쩔 수 없다는 생각도 듭니다. 그리고 딱히 몸 상태가 나쁜 것도 아니어서 음식도 가리지 않고 먹고 일주일에 몇 번은 회사 동료와 술자리를 가집니다. 건강에 좀 더 신경 써야 한다는 것은 알고 있지만 생활습관을 바꾸기 힘듭니다.

49세의 주부입니다. 갱년기가 되면 살이 찐다는 말은 들었지만 생활습관이 변한 것도 아닌데 점점 살이 찌더니 급기야 작년에 산 치마가 들어가지 않게 되었습니다. 보건소에서 건강검진을 받아봤더니 의사에게 "이대로 있으면 얼마 안 가 대사증후군에 걸릴 것입니다."라는 경고를 받았습니다. 운동이나 다이어트를 할 수 없는 상황이라고 말했더니 의사는 '하루 동안 먹은 것을 모두 적어보라'고 조언했습니다.

집으로 돌아와 의사의 조언대로 제가 먹은 음식들을 적어보았습니다. 그랬더니 한 끼 식사량이 많진 않지만 간식을 먹거나 요리를 하면서 간을 보거나 남은 음식을 먹는 등 나도 모르는 새에 꽤 많이 먹는다는 사실을 깨닫고 깜짝 놀랐습니다.

작년에는 잘 입었던 바지와 치마가 들어가지 않는다면, 당신은 대사증후군에 걸렸을지도 모른다. 사례 1과 2에 나오는 사람도 비만이 계속 진행되는 것을 보면 대사증후군이거나 잠재적인 대사증후군일 가능성이 있다.

2006년 5월에 일본 후생노동성이 발표한 데이터에 따르면 일본인 중 대사증후군이 강하게 의심되는 사람은 약 940만 명, 잠재적 대사증후군은 약 1,020만 명으로 도합 1,960만 명이 대사증후군이라고 추정된다. 그중 40대 이상 남성의 50% 이상, 여성의 20% 이상이 대사증후군이으로 판명되어 일본 사회에 큰 충격을 주었다.

한국의 경우, 2012년 6월 17일 보건복지부와 국민건강보험공단이 2010년 건강검진 자료와 수검자의 진료 자료를 분석한 결과, 30세 이상 건강검진 수검자 132만 9207명 가운데 대사증후군 환자는 25.6%에 달했다. 30대 이상 성인 4명 가운데 1명꼴로 대사증후군 환자인 것으로 대사증후군 주의군 역시 건강검진 수검자의 50.1%로 절반을 넘어섰다.

　2010년 대사증후군 환자의 성별·연령별 분포를 살펴보면 건강검진 수검자 대비 대사증후군 환자는 70대 이상을 제외하고 남성이 여성에 비해 많았는데, 30대의 경우 남자가 여자보다 7배 많았다. 이에 따라 국민건강보험공단은 2012년 1월 1일부터 대사증후군 관리사업을 시작했다. 공단은 대사증후군 위험요인별로 주의군, 위험군으로 구분해 건강행태를 개선할 수 있도록 6개월간 맞춤형 생활습관 개선 프로그램을 운영하고 있다.

원인 　과식, 운동 부족으로 생긴 생활습관병이 복합적으로 나타나면 동맥경화를 일으킨다.

✚ 대사증후군은 어떤 병일까?

과식이나 운동 부족으로 복부에 내장지방이 쌓이면 고혈당, 고지혈증, 고혈압이 생긴다. 또한 이러한 증상이 동시에 발생하면 동맥경화(동맥이 굳어서 좁아진 상태)를 일으킬 위험이 매우 높아지며, 이러한 상태를 대사증후군이라고 한다. 이 상태를 방치하면 동맥경화가 진행되어 결국 뇌경색이나 심근경색, 협심증 등 생명을 위협하는 병이 발생할 수 있다. 따라서 대사증후군이 발병했다면 바로 치료를 받아야 한다.

또한 자신도 모르는 사이에 이미 대사증후군이 진행되고 있을 수도 있으니, 다음의 증상 체크를 통해 자신이 대사증후군에 걸릴 확률이 얼마나 높은지 알아보자.

해당 항목이 많을수록 대사증후군이 될 위험성이 높으니, 해당 사항이 하나라도 있으면 그 습관을 개선하도록 노력해야 한다.

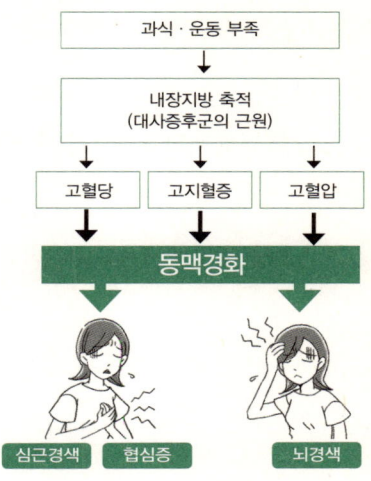

증상을 체크하자!

☐ 최근 운동을 전혀 하지 않았다.

☐ 살이 찌고 있다.

☐ 담배를 피운다.

☐ 식생활이 불규칙하다.

☐ 다른 사람보다 식사를 빨리 한다.

☐ 주 3회 이상 잠자리에 들기 2시간 이내에 저녁 식사를 한다.

✚ 대사증후군의 진단기준

건강검진 결과를 보면 자신이 대사증후군인지 판단할 수 있다. 따라서 진단기준을 잘 알아두고 자가 진단해보자. 다음 2가지 조건에 해당하면 당신은 대사증후군이다.

– 복부둘레가 남성 90cm, 여성 85cm 이상이다

– 다음 3가지 중 2가지 이상에 해당한다
  · 고지혈증 : 혈액 내 중성지방이 150mg/dL 이상인 경우. 혈
    중 HDL 콜레스테롤이 남성 40mg/dL, 여성 50mg/dL 이하
    인 경우, 또는 모두 해당하는 경우.
  · 고혈압 : 수축기혈압이 130mmHg 이상이거나 이완기혈압이
    85mmHg 이상인 경우, 또는 모두 해당하는 경우.
  · 혈당장애 : 공복혈당이 100mg/dL 이상인 경우. 참고로 당뇨
    병의 진단기준은 공복혈당이 100mg/dL 이상이다.

> **대책** 적절한 운동과 식사요법으로
> 대사증후군에서 벗어날 수 있다.

✚ 가벼운 운동을 꾸준히 한다

대사증후군을 예방하는 데 가장 효과적인 운동은 가볍게 하는 운동이
다. 운동을 전혀 하지 않는 사람도 가벼운 유산소운동이라면 얼마든지
할 수 있을 것이다. 걷기와 같은 유산소운동을 하루에 30분 정도 약간

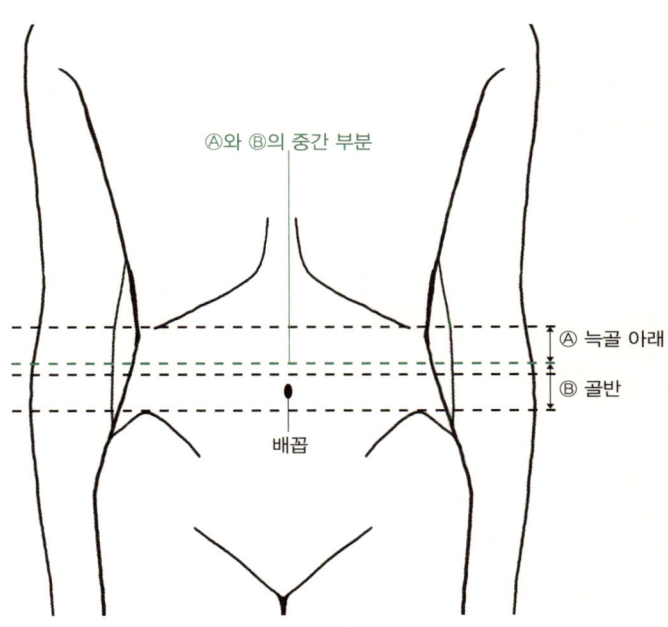

Ⓐ와 Ⓑ의 중간 부분

Ⓐ 늑골 아래

Ⓑ 골반

배꼽

① 음식을 먹은 직후에 측정하지 않는다.
② 바르게 선다.
③ 숨을 내쉰다.
④ 배꼽 위치에 줄자를 수평으로 감아서 측정한다.

허리띠를 했을 때 배가 튀어나올 정도로 비만일 경우에는 배꼽 위치가 아래로 이동했을 수 있다. 그럴 때는 Ⓐ와 Ⓑ의 중간을 측정한다.

땀이 날 정도로 하자. 맨손체조도 효과적이다.

　운동할 시간이 없는 사람은 만보기를 착용하고 걸으면 운동량을 의식하게 돼 자연히 활동을 많이 하게 된다. 또 운동은 식전에 하면 더욱 효과적이다. 혈당치가 비교적 낮은 저녁 시간대에 가볍게 운동하면 내장지방이나 간장의 에너지가 더욱 많이 소모된다. 그러나 배가 고플 때는 저혈당이 될 수 있으니 주의하자.

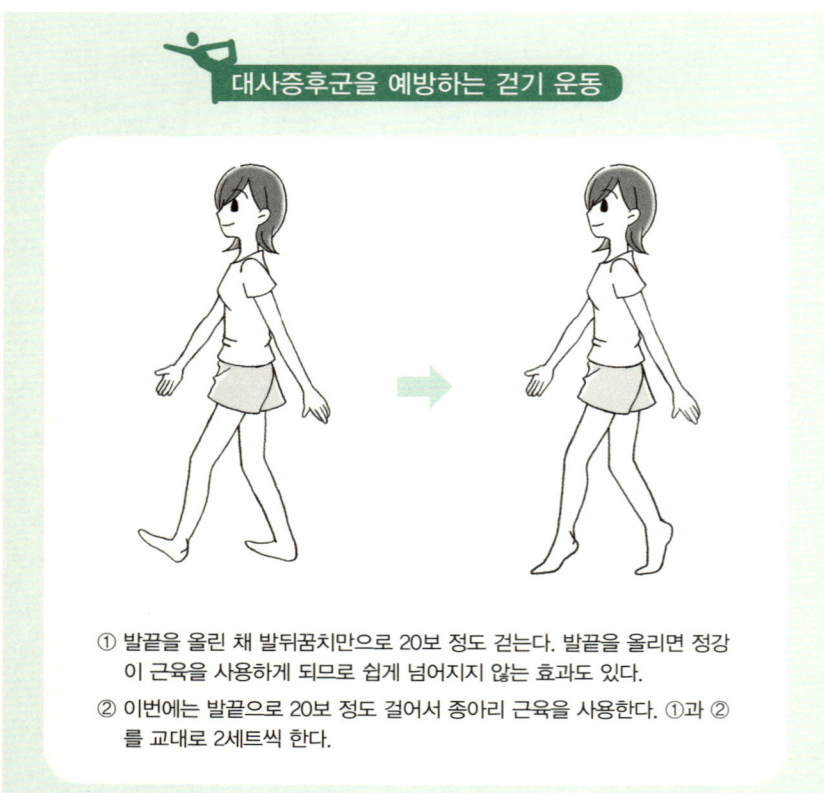

대사증후군을 예방하는 걷기 운동

① 발끝을 올린 채 발뒤꿈치만으로 20보 정도 걷는다. 발끝을 올리면 정강이 근육을 사용하게 되므로 쉽게 넘어지지 않는 효과도 있다.
② 이번에는 발끝으로 20보 정도 걸어서 종아리 근육을 사용한다. ①과 ②를 교대로 2세트씩 한다.

✚ 무리한 다이어트는 역효과를 낳는다

다이어트에는 많은 종류가 있지만 모두 오랫동안 지속하기 어렵다는 공통점이 있다. 다음 항목들을 실천하면 음식 조절뿐 아니라 생활습관 자체를 바꿔서 다이어트 효과도 낼 수 있으니 꼭 한번 해 보자.

① 갑작스러운 체중 감량을 피한다. 1개월에 감량하는 체중을 5% 미만으로 잡는다. 그 이상 체중을 줄이면 요요현상이 올 위험이 높다.

② 음식을 천천히 먹는다. 배가 불렀다고 느끼는 뇌의 만복중추는 혈당치가 올라간 뒤 약 20분이 지나야 작용한다. 따라서 천천히 꼭꼭 씹어 먹는 것이 과식하지 않는 비결이다.

③ 충분한 수면을 취한다. 수면시간이 6~7시간 미만인 사람은 비만이 될 위험이 2배 이상 높다.

④ 밤늦게 먹지 않는다. 지방을 축적하는 단백질인 BMAL1은 밤에 많이 만들어지며 밤 10시에서 새벽 2시 사이에 절정에 달한다. 그러므로 야식을 먹으면 같은 칼로리를 섭취해도 낮보다 밤에 살이 찐다.

⑤ 식욕을 높이는 술을 자제한다. 술을 마시면 식욕이 상승해 기름진 음식을 먹어서 살이 찌기 쉽다.

⑥ 녹황색 채소를 먹는다. 우리 몸의 활성산소를 감소시키는 카로틴이 들어 있다.

⑦ 음식이 짜면 과식하기 쉬우므로 염분을 지나치게 섭취하지 않는다.

⑧ 식후에 담배를 피우지 않는다.

식생활 개선을 위해 노력했지만 대사증후군이라는 판정받았을 때는?
⇨ 의료진의 지도를 받아 생활습관을 개선하자.

식생활에 신경도 쓰고 운동도 하는데, 대사증후군이라는 판정이 나오면 누구나 충격을 받게 된다. 그럴수록 이를 전화위복으로 삼고 의료진과 상담해서 다시 한 번 대사증후군에서 벗어날 수 있도록 대책을 세우자.

의료진이 당신의 식사와 생활습관을 확인해 미처 모르고 있었던 맹점을 짚어줄 것이다. 의료진의 조언을 받아들여 나름대로 다이어트나 운동을 하면 그리 힘들이지 않고도 대사증후군을 해결할 수 있다. 그러니 대사증후군 진단을 받았다면 당장 실천해서 건강하게 오래 사는 몸을 만들자.

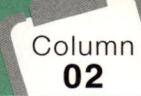

Column
02

늦은 밤이나 자기 전에 먹으면 왜 살이 찔까?

비만은 근본적으로 섭취 칼로리가 소비 칼로리보다 많을 때 진행된다. 그렇다면 같은 자기 전이라도 밤늦게 음식을 먹으면 왜 살이 찌는 것일까?

인간의 몸에는 BMAL1이라는 지방을 쌓아두는 단백질이 존재한다. 이 단백질의 양은 아침에 기상하고 나서 18시간 뒤에 절정에 이른다. 즉 아침 8시에 일어난 사람은 새벽 2시가 피크타임이다. 평균 수면 시간을 6시간이라고 가정하면 식사 시간이 잠자리에 드는 시간인 새벽 2시에 가까울수록 BMAL1이 증가하므로 그만큼 몸속에 많은 양의 지방을 축적하게 된다.

음식이 소화되려면 2~3시간이 걸리므로 아침 8시에 일어난 사람은 오후 10~11시경에 먹는 것이 가장 위험하다. 따라서 오후 6시에 식사를 하고 금방 잠자리에 들면 그때는 BMAL1이 높지 않은 시간이므로 별로 살이 찌지 않는다.

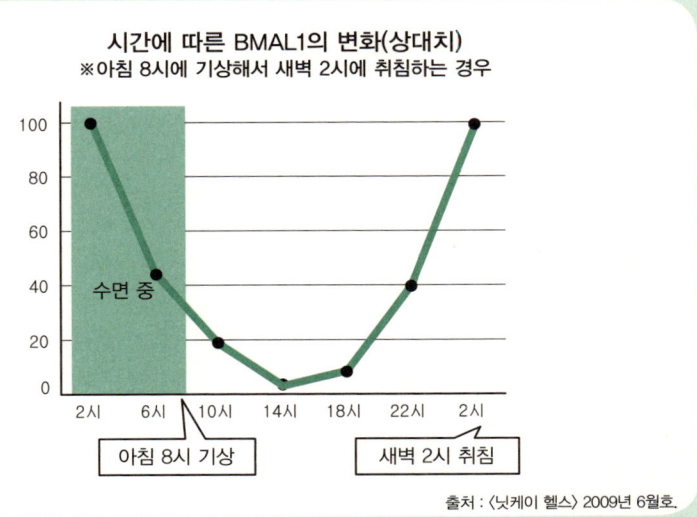

시간에 따른 BMAL1의 변화(상대치)
※아침 8시에 기상해서 새벽 2시에 취침하는 경우

출처 : 〈닛케이 헬스〉 2009년 6월호.

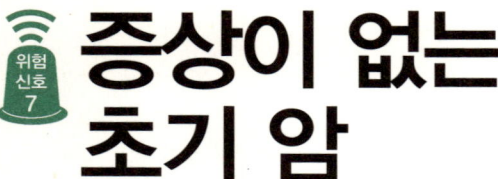

증상이 없는 초기 암

위험
신호
7

· 40대가 되었지만 암 검진을 매년 받고 있지 않아.
· 몸에 나쁘다는 걸 알면서도 폭음과 폭식을 자주 해.
· 지난 몇 년간 운동이라고 할 만한 활동을 거의 하지 않았어.

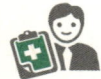

그냥 내버려두면…

암은 자신도 모르는 사이에 소리 없이 진행된다.
건강검진으로 암을 조기 발견해서 완치하자.

당신의 증상은?

사례 1

52세의 회사원입니다. 44세에 요로결석으로 병원에 입원한 적이 있습니다. 그때 체외충격파 치료를 받게 되어 몸 전체의 상태를 확인했더니 대장에 암이 발견되었습니다. 전혀 생각하지도 못한 병이어서 엄청난 충격을 받았습니다. 그 사실을 알자마자 전문병원에 입원해 수술을 받았습니다. 아무 증상이 없는 초기 암이어서 다행히 다른 곳으로 전이되지 않은 상태였습니다. 10년 이상 지난 지금은 건강한 사람과 똑같이 일도 하고 골프도 치며 아무 문제없이 생활하고 있습니다.

예전에는 일에 쫓겨 암 검진을 받으라는 통지가 와도 병원에 가지 않았습니다. 그런데도 저는 정말 운이 좋은 편이지요. 그 뒤로는 가족과 동료에게 검진의 중요성을 이야기하고 저 역시도 정기적으로 암 검진을 받고 있습니다.

사례 2

58세의 주부입니다. 오래전 몇 년 만에 유방암 검사를 받으러 보건소에 갔습니다. 그런데 유방촬영술을 하자 왼쪽 가슴에 작고 검은 혹 같은 것이 보였습니다. 정밀 검사를 받으니 유방암이라는 진단이 나와 유방절제술을 받았습니다. 수술한 지 2년 가까이 되지만 아직도 왼팔이 나른하고 부어 있습니다. 수술을 통해 암에 걸린 부위를 전부 제거하면 예전처럼 생활할 수 있을 거라고 생각했지만 몸 상태는 여전히 몹시 나쁩니다. 사람들 말로는 팔이 나른한 증상은 재활치료로 해결할 수 있다고 해서 담당의사에게 상담을 받아보려 합니다. 조금 더 일찍 발견했더라면 유방보존술을 선택할 수 있었는데 매년 건강검진을 받지 않은 것을 후회하고 있습니다.

암에 걸렸다가 치유된 사람들의 경험담을 들어보면 사례 1의 남성처럼 다른 병이 있어서 검사했다가 우연히 암을 발견하거나 사례 2의 여성처럼 암 검진을 통해 알게 되는 경우가 꽤 많다. 이처럼 암은 비교적 빨리 발견하면 생명을 위협하지 않는 병이다.

현재 일본인의 사망원인 1위는 암으로, 사망원인의 30% 이상을 차지한다. 즉 일본인 3명 중 1명이 암으로 사망했다는 말이다. 암으로 사망하는 일본인은 1950년에는 연간 64,428명으로 모든 사망자 수의 7%에 불과했으나 그 뒤 사망자 수가 늘기 시작하더니 1981년 이후에는 사망원인 1위를 차지하게 되었다. 그리고 2009년에는 34만 4,105

명으로 전체 사망자 수의 30%를 넘어서게 된다. 이와 같은 수치는
한국도 크게 다르지 않은데, 통계청의 한국인 사망원인 통계에 따르
면 2012년 암으로 사망한 사람은 총 7만 3,759명으로 전체 사망자의
27.6%에 달한다.

이처럼 암은 많은 사람의 목숨을 앗아가고 있지만 초기에는 별다
른 증상이 나타나지 않아서 상당히 진행되고 난 뒤에 발견하게 돼 사
망으로 이어지는 무서운 병이다. 이는 암 검사 및 건강검진, 또는 다
른 방법으로 발견된 암의 진행도를 비교한 보고서를 보아도 뚜렷하게
나타난다. 그러나 어느 부위의 암이든 암 검사나 건강검진을 받은 사
람은 암을 조기에 발견할 수 있다.

국제 암 발생률 비교

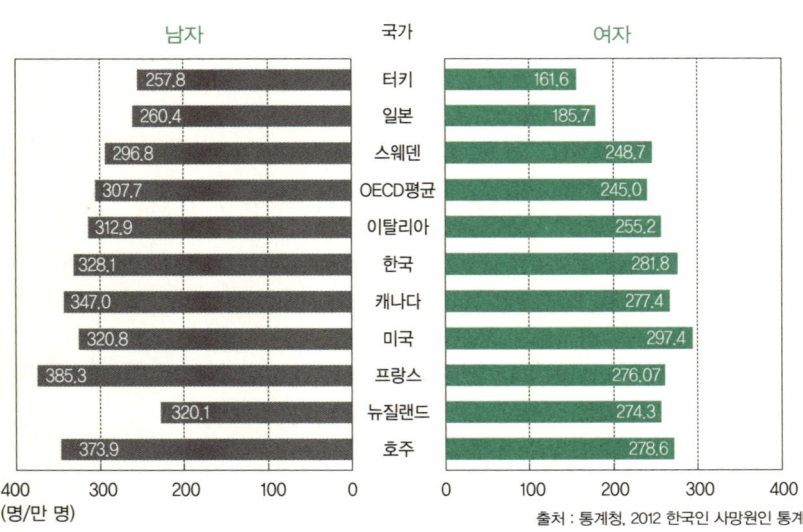

출처 : 통계청, 2012 한국인 사망원인 통계

1) 국제 비교를 위해 모든 암에서 피부암(C44)를 제외한 후 세계표준인수를 이용하여 산출함.
2) 한국의 경우 2011년 암발생자료(2013년 발표)

한국인 사망원인 순위

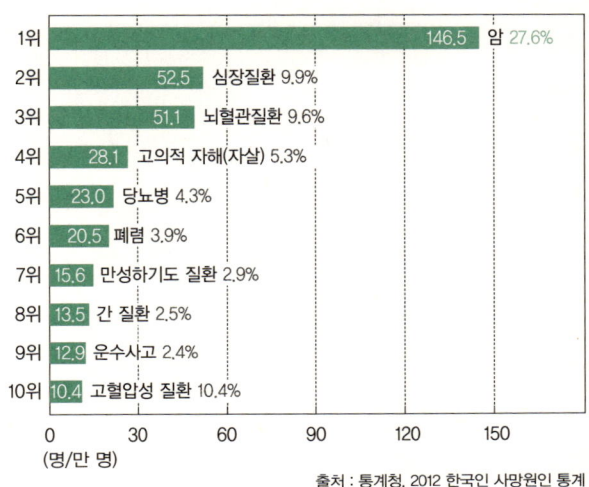

순위		원인	값
1위	146.5	암	27.6%
2위	52.5	심장질환	9.9%
3위	51.1	뇌혈관질환	9.6%
4위	28.1	고의적 자해(자살)	5.3%
5위	23.0	당뇨병	4.3%
6위	20.5	폐렴	3.9%
7위	15.6	만성하기도 질환	2.9%
8위	13.5	간 질환	2.5%
9위	12.9	운수사고	2.4%
10위	10.4	고혈압성 질환	10.4%

(명/만 명)

출처 : 통계청, 2012 한국인 사망원인 통계

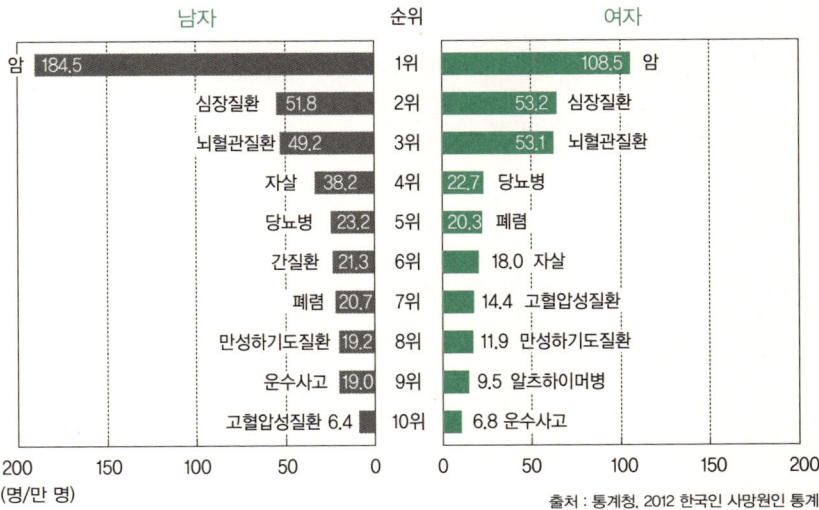

남자		순위	여자	
암	184.5	1위	108.5	암
심장질환	51.8	2위	53.2	심장질환
뇌혈관질환	49.2	3위	53.1	뇌혈관질환
자살	38.2	4위	22.7	당뇨병
당뇨병	23.2	5위	20.3	폐렴
간질환	21.3	6위	18.0	자살
폐렴	20.7	7위	14.4	고혈압성질환
만성하기도질환	19.2	8위	11.9	만성하기도질환
운수사고	19.0	9위	9.5	알츠하이머병
고혈압성질환	6.4	10위	6.8	운수사고

(명/만 명)

출처 : 통계청, 2012 한국인 사망원인 통계

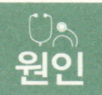

원인 아직 밝혀지지 않은 부분이 많지만
흡연과 바이러스와는 분명히 인과관계가 있다.

암이라는 말을 들으면 '죽음에 이르는 병'이라고 생각하기 쉽지만 암은 결코 극복할 수 없는 병은 아니다. 발견만 하면 적절한 치료를 해 완치할 수 있는 시대가 온 것이다. 당신의 몸에도 증세가 없는 초기의 '숨은 암'이 있을 수도 있다. 다음을 통해 확인해보자.

증상을 체크하자!

☐ 건강검진을 매년 받지 않는다.

☐ 담배를 피운다.

☐ 폭음과 폭식을 자주 한다.

☐ 채소보다 육류를 좋아한다.

☐ 운동 부족이다.

☐ 암에 대한 지식이 거의 없다.

이 중 해당하는 항목이 많을수록 '숨은 암'일 가능성이 높다.

✚ 암의 특징을 파악해 숨은 암을 발견하자

그렇다면 암이란 어떤 병일까? 인간의 몸은 약 60조 개의 세포로 이루어져 있는데 정상적인 상태에서는 세포 수가 거의 일정하게 유지되도록 통제된다. 그러나 다양한 원인(식생활이나 생활환경, 바이러스 등)으로 인해 세포가 무한정 증가하면서 악성 종양을 일으키면 몸에 악영향을 미치게 된다. 그리고 이 암세포는 거의 장기에 생긴다.

✚ 폐암, 위암, 대장암의 발병률이 높고, 전립선암과 유방암은 증가 추세이다

2009년 일본의 통계에 따르면 사망자가 많이 발생하는 암은, 남성은 1위가 폐암, 2위가 위암, 3위가 대장암이었다. 여성도 이 3가지 암이 많지만 순위는 다르다. 1위가 대장암, 2위가 폐암, 3위가 위암이다. 지난 10년간 위암으로 사망한 사람은 비슷한 수준이지만 폐암과 대장암은 증가하고 있다. 또 남성은 고령자에게 많이 보이는 전립선암, 여성은 40대가 주로 걸리는 유방암, 자궁암, 난소암에 의한 사망이 급증하고 있다.

한국의 경우, 통계청이 발표한 '2012년 사망원인 통계결과'에 따르면 한국인의 사망 원인은 1위가 암(27.6%), 2위가 심장질환(9.9%), 3위가 뇌혈관질환(9.6%)이었다. 2011년까지 심장질환은 암, 뇌혈관질환에 이어 사망 원인 질병 3위였다가 2012년 처음으로 뇌혈관질환을 앞질렀다.

또한 암에 의한 사망률은 폐암, 간암, 위암 순으로 높았다. 이를 성별로 나누어 보면 남성은 폐암, 간암, 위암 순으로 사망률이 높

검진과 검진이 아닌 방법으로 발견된 암의 진행도 비교

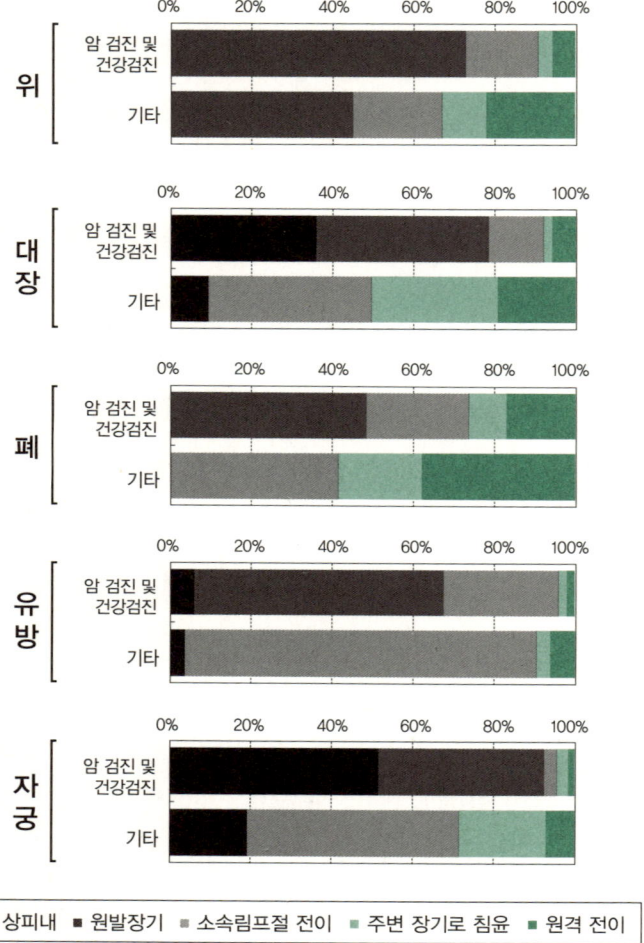

■ 상피내　■ 원발장기　■ 소속림프절 전이　■ 주변 장기로 침윤　■ 원격 전이

상피내가 가장 초기 단계이고 원격 전이로 가까워질수록 암이 진행된 상태다.

출처 : 일본　국립암연구센터 암대책정보센터 암정보 서비스, 2005

았고 여성은 폐암, 위암, 대장암 순이었다. 연령대별로는 30대 위암, 40~50대 간암, 60대 이상은 폐암이었다.

✚ 암을 발견하기 위해 알아두어야 할 2가지 증상

앞서 말했듯이 암은 생겨도 금세 뚜렷한 증상이 나타나진 않는다. 어느 장기에 발병하느냐에 따라 다르지만 그중에는 비교적 조기에 증상을 확인할 수 있는 것도 있다. 이와 같은 증상을 통해 자신의 몸에 암이 생겼는지 알 수 있으며, 그 일반적인 특징은 다음 2가지와 같이 나타난다.

① 멍울이 만져진다.
② 암이 혈관에 생기는 경우, 출혈이 빈번하게 나타난다.

먼저 ①의 멍울이 생겨서 나타나는 증상을 알아보자. 피부 바로 밑인 비교적 얕은 부분에 '멍울'처럼 발생하는 암은 손으로 만져서 확인할 수 있다. 예를 들어 최근 발병률이 높아지고 있는 유방암이 이에 해당한다.

또 멍울이 관처럼 생긴 장기에 발생했을 때도 특징이 있는데, 식도에 암이 생기면 음식을 삼킬 때 이물감이 느껴지고 폐의 공기가 들어가는 기관에 암이 생기면 압박으로 인해 기침과 같은 증상이 나타난다.

암의 종류에 따른 사망자 수

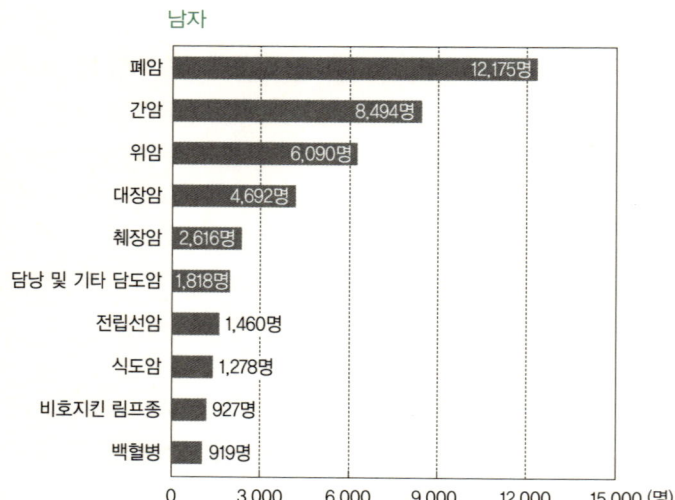

남자

폐암	12,175명
간암	8,494명
위암	6,090명
대장암	4,692명
췌장암	2,616명
담낭 및 기타 담도암	1,818명
전립선암	1,460명
식도암	1,278명
비호지킨 림프종	927명
백혈병	919명

총 사망자수 46,462명(전체 사망자의 31.5%)

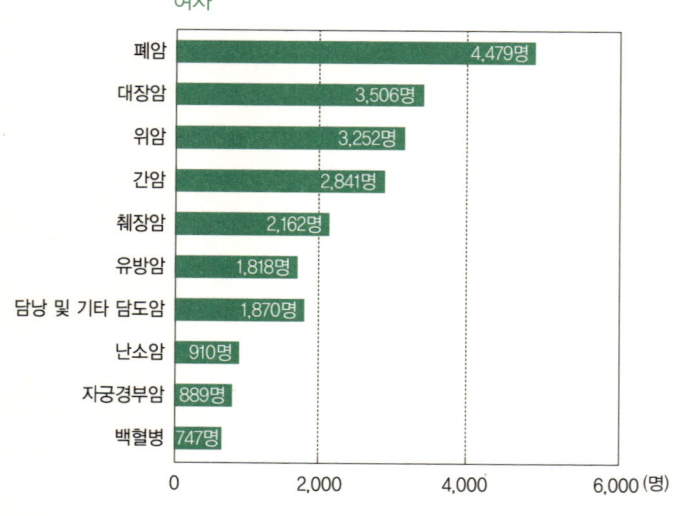

여자

폐암	4,479명
대장암	3,506명
위암	3,252명
간암	2,841명
췌장암	2,162명
유방암	1,818명
담낭 및 기타 담도암	1,870명
난소암	910명
자궁경부암	889명
백혈병	747명

총 사망자수 29,297명(전체 사망자의 22.8%)

출처 : 국가암정보센터, 2012

또한 간이나 췌장에 암이 생기면 간에서 나오는 소화액인 담즙이 역류해 피부가 노랗게 되는 황달이 발생하므로 몸에 이상이 있다는 것을 알아차릴 수 있다.

다음으로 ②의 혈관에 생긴 암 때문에 출혈이 일어나는 일도 종종 있다. 폐암에 걸리면 가래에 피가 섞여서 암 발병을 알게 되기도 한다. 대장암에 걸려도 피가 섞인 변을 흔히 본다. 위암에 걸려도 출혈이 발생하는데, 이때는 소화기관을 통과하기 때문에 새까만 변이 나온다. 여성이 걸리는 자궁암의 경우, 피가 섞인 냉이 나오거나 부정출혈이 있거나 월경 양이 많아지는 증상이 나타난다. 이러한 증상이 나타나면 암을 의심해봐야 한다.

✚ 암 사망 인구 중 남성 40%, 여성 5%의 원인은 흡연이다

암의 발생 원인에 대해 여러 연구가 진행되고 있지만 아직 암에 걸리지 않는 방법이나 탁월하게 암을 예방하는 식품은 밝혀지지 않았다. 다만 가장 확실하게 암을 유발하는 생활습관은 흡연이라는 사실이 밝혀졌다. 담배를 피우는 사람은 피우지 않는 사람보다 남성은 4.5배, 여성은 3배나 폐암에 걸릴 확률이 높다. 물론 흡연량과 기간도 상관관계가 있지만, 담배를 끊을 경우 폐암에 걸릴 확률은 확실히 낮아진다.

물론 이 모든 결과는 통계상의 데이터이므로 담배를 피우는데도 폐암에 걸리지 않는 사람도 있다. 그러나 국제암연구기관IARC이 '금연

백신으로 예방할 수 있는 암

종류	원인	내용
위암	헬리코박터 파이로리균	일본의 위암 환자는 대부분 헬리코박터 파이로리균 보균자다. 이 균에 감염되면 위 점막에 염증이 생겨서 위세포의 유전자 변형을 일으킨다. 그러나 헬리코박터균에 감염된 사람이 모두 위암에 걸리지는 않으며 감염자 중 8%만이 위암에 걸린다는 연구결과도 있다. 헬리코박터균에 감염되지 않도록 미리 예방하기는 힘들다. 그러므로 위암을 예방하려면 헬리코박터균의 보균 여부부터 검사해보자. 균이 있을 경우 항생제로 균을 제거하면 암에 걸릴 위험을 줄일 수 있다.
자궁 경부암	인유두종 바이러스	자궁경부암은 인유두종바이러스인 HPV가 원인이다. 이 바이러스의 종류는 130여 종 이상이지만 그중 40여 종만이 자궁경부암을 유발한다. 인유두종바이러스는 성생활을 통해 감염되고 여성 중 80%가 평생에 적어도 한 번 이상 감염된다. 이 바이러스에 감염되어도 대부분 몸의 저항력으로 제거되지만 그중 약 10%는 남아서 전암병변에서 자궁경부암으로 진행된다. 다만 그 백신은 인유두종바이러스 중에서 감염률이 가장 높은 16형과 18형에만 효과가 있으며 위험성에 대한 의견도 분분하므로 신중해야 한다.
간암	간염 바이러스	일본의 간암환자 중 약 70%가 C형 간염 바이러스에 감염되어 있고 B형 감염도 10~20%에 이른다. 바꿔 말하면 B형 간염 및 C형 간염 바이러스에 감염되지 않으면 간암을 예방할 수 있다. 간염은 주로 혈액이나 체액을 통해 감염되며, 간염에 걸리면 간경변에서 간암으로 진행되는 경우가 많다. B형 간염은 예방주사를 통해 예방할 수 있다. C형 간염은 B형과 달리 예방백신이 없지만 70% 정도는 적절한 치료를 통해 개선될 수 있다.

과 담배연기'에 대해 조사한 내용을 보면 흡연은 폐암뿐 아니라 구강암, 비강암·부비강암, 중인두암·하인두암, 후두암, 식도암, 위암, 간암, 췌장암, 자궁경부암, 요도암, 골수성백혈병 등 실로 다양한 암

과 인과관계가 있다고 한다.

세계보건기구WHO는 담배를 끊고 식생활을 개선하며 적절한 운동을 하면 암의 40%를 예방할 수 있다고 발표했다. 일본에서 실시한 한 연구에 따르면 암으로 사망하는 사람 중 남성 40%와 여성 5%가 흡연이 원인이라고 한다. 이처럼 금연은 암을 예방하는 데 필수라는 의미이다.

그 밖에도 식생활이 서구화되어감에 따라 대장암과 유방암, 전립선암이 증가하고 있다. 이와 같은 암을 예방하기 위해 채소를 많이 섭취할 수 있는 한식을 먹는 것이 좋다. 한편 위암은 세균이, 자궁경부암과 간암은 바이러스가 암의 원인이라는 연구결과가 나와 백신으로 암을 예방하는 방법도 시행되고 있다.

대책 정기적으로 암 검진을 받아 조기 발견하도록 한다.

✚ 암의 위험성을 인식하고 암 검진을 받는다

일본은 다른 나라에 비해 암 검진 수검률이 낮은 편이다. 2007년 6월에 책정된 '암대책추진 기본계획'의 개별 목표 중 암 검진 수검률을 50% 이상으로 올린다는 목표가 포함되었을 정도다. 2010년 국민생활기초조사에 따르면 암 검진 수검률은 위암 검진은 남성이 36.6%로 40% 미만이고 여성의 위암, 대장암, 폐암 등의 검진은 20%대라는 무척 낮은 수준에 머물러 있다. 한국의 경우는 2003년 암 검진 수검률이 15.2%였던 것에 반해 2012년 37.5%로 증가하였다. 하지만 암 검진 수검률 50%를 달성하기에는 한참 모자라는 수치다. 암 검진 수검률을 높이려면 다음과 같은 정책이 필요하다.

① 국가나 자치단체가 암 검진 비용을 부담하는 비율을 높인다.
② 검진율의 지역격차를 해소한다.
③ 검진의 필요성을 알리는 활동을 확대한다.

물론 가장 중요한 것은 사람들이 암에 대해 제대로 된 인식을 갖게 만드는 것이다. 암 검진이 활성화되면 증상이 없는 초기 암을 조기에 발견해 빨리 치료를 할 수 있고, 그만큼 완치 가능성도 높아진다.

✚ 어떤 검사를 받아야 할까?

많은 사람이 암 검진을 받고는 싶지만 종류가 너무 많아서 어떤 검사를 받아야 할지 선택하기 힘들다고 한다. 과학적으로 효과가 있다고 인정된 암 검진은 위암, 대장암, 폐암, 유방암, 자궁경부암 이 5가지이다. 그리고 한국의 경우는 국민건강보험공단에서 무료로 암 검진 서비스를 시행하고 있다. 위암 및 간암은 만 40세 이상, 대장암은 만 50세 이상, 자궁경부암은 만 30세 이상, 유방암은 만 40세 이상의 국민건강보험 가입자와 기초생활보장 수급자가 대상이다.

국가별 암 검진 수검률

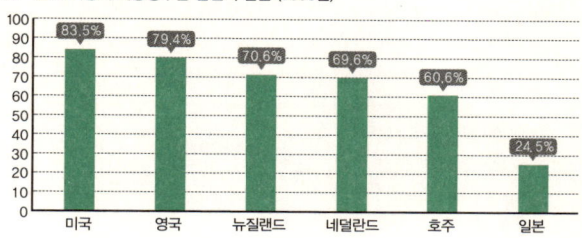

20~69세 여성의 자궁경부암 검진 수검률 (2006년)

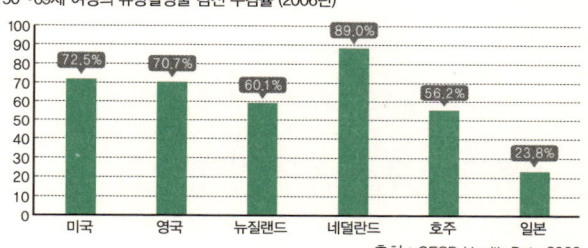

50~69세 여성의 유방촬영술 검진 수검률 (2006년)

출처 : OECD Health Date 2009

한국의 국가 암 검진사업 수검률

		2004	2005	2006	2007	2008	2009	2010	2011
전체	수검자수	1,271	3,177	4,135	4,753	5,752	6,493	7,120	8,619
	수검률(%)	14.8	20.2	21.4	25.2	29	32.5	35.7	41.2
위암	수검자수	578	1,150	1,531	1,727	2,085	2,347	2,511	3,033
	수검률(%)	15.7	20	21.8	25.4	29.2	34.3	37.3	44.6
간암	수검자수	41	102	118	130	141	147	152	206
	수검률(%)	23.9	26	26	28.6	32.7	38.5	42.5	46.6
대장암	수검자수	239	536	696	785	984	1,210	1,552	1,764
	수검률(%)	10.5	15.4	15.8	18.1	21.2	26.2	30.7	33.9
유방암	수검자수	357	728	948	1,066	1,295	1,427	1,499	1,820
	수검률(%)	18.6	24.1	26.4	30.2	34.9	40	43.5	49.6
자궁 경부암	수검자수	55	660	840	1,042	1,244	1,361	1,404	1,794
	수검률(%)	9.9	21.3	22.1	28	31.9	29.7	32.3	37.4

출처 : 보건복지부 국가암검진사업 정보시스템

과학적으로 효과가 있다고 인정된 암 검진

대상기관	효과가 있는 검진 방법	대상 연령	검진 간격
위	위 조영 검사	40세 이상	1년에 1회
대장	대변 잠혈반응 검사와 대장내시경	40세 이상	1년에 1회
폐	흉부방사선 검사와 가래 검사(흡연자만) 병행	40세 이상	1년에 1회
유방	임상진찰과 유방촬영술 병행	40세 이상 여성	2년에 1회
자궁경부	자궁경부 세포 검사	20세 이상 여성	2년에 1회

출처 : 일본 국립암연구센터 암대책정보센터 암정보서비스

추가 검사(MRI나 CT 등)가 필요하다면 종합건강검진을 받을 때 검사 항목을 추가하면 된다. 어떤 암을 어떤 검사를 통해 받을지는 비용과 필요성을 고려해 의료진과 상담해서 결정하도록 하자.

최근에는 체내를 헤엄쳐 다니면서 진단과 수술을 할 수 있는 캡슐형 내시경 검사나 PET양전자 단층촬영 검사 같은 신기술을 통해 암을 조기에 발견하기도 한다.

암이 발견되었다면 어떻게 해야 할까?

⇨ 암에 대한 정보를 수집하고, 가장 적합한 치료방법을 선택하자.

자신이 암이라는 진단결과를 듣고 침착하게 있을 수 있는 사람은 많지 않다. 더구나 초기가 아니라 상당히 진행되었다는 진단이 나오면 동요할 수밖에 없다. 이러한 마음에서 담당의사로부터 빨리 수술해야 한다는 말을 들으면 '내일 당장 수술 받지 않으면 죽을지도 몰라.'라는 마음이 들기 마련이다.

그러나 암은 정보전이라는 말이 있듯이 다양한 정보를 수집해 그 중에서 적합한 치료방법을 선택하는 것이 좋은 예후를 가져온다. 충격적인 진단결과를 들었다 해도 일단은 마음을 진정시키고 그 병원의 치료실적과 전문의, 의료진에 관한 정보에 대해 알아보자. 그리고 앞으로 자신이 어떻게 살아갈 것인지 그에 적합한 치료방법에는 무엇이 있는지 가족과 주위 사람들의 의견도 들어보고 무엇이 최선인지 생각해보자.

요즘에는 세컨드 오피니언이라고 해서 다른 의사의 의견을 들어볼 수도 있다. 한국의 경우 국가암정보센터의 홈페이지(http://www.cancer.go.kr/mbs/cancer/)에서 암 관련 정보를 제공하고 있으며 전화 상담과 이메일 상담을 할 수 있다.

침착하게 암에 관한 정보를 수집하고 주위 사람들과 의논하면서 자신에게 맞는 치료를 선택하도록 하자.

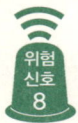

숨은 당뇨병

위험
신호
8

· 가족 중 당뇨병 환자가 있어서 걱정이야.
· 내키는 대로 술도 마시고 음식도 많이 먹는데 괜찮을까?
· 비만에 운동 부족이라 불안해.

그냥 내버려두면…

각종 병의 근원인 당뇨병이 진행되면
심근경색, 뇌경색, 간질환 등 심각한 합병증이 발병할 수 있다.

당신의 증상은?

사례 1

55세의 회사원입니다. 제 아버지는 나이가 들어서 당뇨병에 시달렸습니다. 저는 식성이 아버지와 비슷하며 아무 제한 없이 음식도 먹고 술도 마시고 있어, 당뇨병에 걸리지 않을지 걱정입니다.

그래서 출퇴근 때는 엘리베이터와 에스컬레이터를 이용하지 않고 계단을 오르내리거나 걸어서 갑니다. 또 아내는 제가 균형 잡힌 식사를 할 수 있도록 신경을 써줍니다. 회사에서 시행하는 건강진단 결과를 보면 혈당치는 항상 정상입니다.

건강검진에서 문제가 없다고 나오는데 병원에 가는 것도 좀 이상하겠지요. 스스로 확인할 방법은 없을까요?

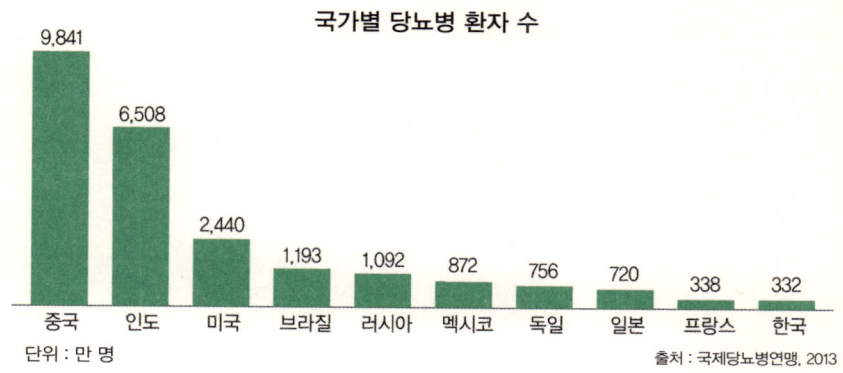

국가별 당뇨병 환자 수

9,841 중국
6,508 인도
2,440 미국
1,193 브라질
1,092 러시아
872 멕시코
756 독일
720 일본
338 프랑스
332 한국

단위 : 만 명

출처 : 국제당뇨병연맹, 2013

당뇨병 발병률은 40대 이상이 되면 남녀 구분 없이 급격하게 증가한다. 2007년 일본 후생노동성이 발표한 국민건강·영양조사에 따르면 일본인 중 당뇨병이 강하게 의심되는 사람은 약 890만 명, 당뇨병일 가능성을 부정할 수 없는 사람은 1,320만 명이라고 한다.

한국의 경우 2013년 대한당뇨병학회와 건강보험공단이 조사한 바에 따르면 우리나라 당뇨병 환자는 약 320만 명으로 추산되며 성인 10명 중 1명이 당뇨병 환자라고 한다. 매년 유병률 증가와 고령화에 따라 2050년에는 591만 명에 이를 것으로 예상되고 있다. 국제당뇨병연맹IDF에 따르면 최근 당뇨병이 전염병처럼 기하급수적으로 늘어나고 있어서 2030년엔 당뇨병 대란이 일어날 것으로 예상하기도 한다.

당뇨병은 불규칙한 식사, 운동 부족, 과식 등이 이어져 발생하는 생활습관병이다. 당뇨병이 의심되는 전형적인 증상으로는 입과 목이 마르고 전보다 소변의 횟수와 양이 늘어나며, 체중이 감소하고 쉽게 피곤해지는 증상이 나타난다. 그러나 이러한 증상은 이미 당뇨병이 어느 정도 진행된 단계일 때 나타난다. 만약, 당뇨병이 더 진행되면 앞서 말한 증상뿐 아니라 피부에 상처가 쉽게 나고 이미 생긴 상처도 잘 아물지 않게 된다. 또한 눈이 나빠지고 손발이 저리며 단백뇨가 배출되는 증상이 나타나는 당뇨병 장기합병증도 발생하게 되어 치료가 힘들어진다.

원인 — 나쁜 생활습관이 이어지면 당뇨병에 걸리지만 쉽게 알아차리지 못한다.

당뇨병은 증상이 나타나기 전 단계에서는 치료할 수 있다. 자신이 '숨은 당뇨병'인지 자가 진단해보자. 해당하는 항목이 많을수록 숨은 당뇨병일 위험이 높다.

증상을 체크하자!

- ☐ 가족 중 당뇨병 환자가 있다.
- ☐ 비만이다.
- ☐ 40세 이상이다.
- ☐ 운동 부족이다.
- ☐ 평소 먹고 싶은 음식을 아무 제한 없이 먹는다.
- ☐ 술을 자주 마시고 안주도 잘 먹는다.
- ☐ 식사 시간이 불규칙하며 아침을 자주 거르는 편이다.
- ☐ 단 것을 좋아한다.
- ☐ 스트레스가 쌓여 있다.

✚ 숨은 당뇨병이란 무엇일까?

당뇨병은 몸에서 혈당을 낮추는 유일한 호르몬인 인슐린 분비량이 부족하거나 전혀 분비되지 않는 병이다. 그렇게 되면 혈중 포도당 수치, 즉 혈당치가 높아진다. 일반적으로 공복 시 혈당치가 126mg/dL 이상이거나 식후 2시간이 지났을 때의 혈당치가 200mg/dL 이상이면 당뇨병으로 진단된다.

숨은 당뇨병은 혈당치가 정상인 상태(공복 시 혈당치가 110mg/dL 미만, 또는 식후 혈당치가 140mg/dL 미만)와 당뇨병 상태의 중간에 있는 '경계형 당뇨병'을 말하며 당뇨병 예비군이라고도 한다. 경계형 당뇨병은 공복 시 혈당치는 정상이지만 식후 혈당치가 정상 수치 이상인 것이 특징이다. 즉 일반적으로 실시하는 건강진단은 공복 시 혈당치만 측정하므로 건강진단에서 문제없다는 소견이 나와도 완전히 안심할 수는 없다는 뜻이다.

위의 자가 진단 항목 중 해당 사항이 많은 사람은 내과에서 '포도당부하시험'이라는 식후 혈당치 변화를 측정하는 검사를 받아보자. 포도당부하시험 검사는 포도당 75g이 들어 있는 음료를 마시고 30분 후, 1시간 후, 2시간 후의 혈당치를 측정해서 오르내리는 변화를 조사하는 방법인데, 임신 중에는 당뇨병에 걸리기 쉬우므로 모든 임신부에게 이 검사를 받게 하는 병원도 있다.

숨은 당뇨병이 생기는 이유
공복 시 혈당치는 정상인데 왜 식후 혈당치는 정상치보다 높아질까?

건강한 사람은 식사를 하면 포도당이 혈액에 녹아들어 혈당치가 올라간다. 그러면 췌장에서 인슐린이 분비되어 인슐린이 포도당을 체내로 흡수시키는 작용을 함으로써 혈당치가 다시 내려가게 된다.

그러나 숨은 당뇨병에 걸리면, 식사 후 포도당이 혈액에 녹아들어 혈당치가 올라가는 것까지는 같지만, 췌장에서 분비되는 인슐린이 부족하거나 분비되지 않아 포도당이 체내로 흡수되지 못하고

인슐린의 양과 활동이 정상일 때

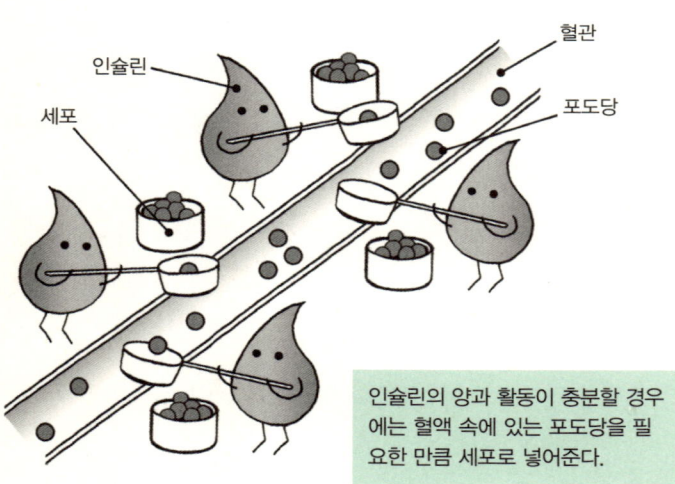

혈관

인슐린

세포

포도당

인슐린의 양과 활동이 충분할 경우에는 혈액 속에 있는 포도당을 필요한 만큼 세포로 넣어준다.

식후 혈당치가 계속 올라가게 된다. 반면 공복 시에는 혈당치가 다시 내려가기 때문에 건강검진 상에서는 이상이 없다고 나와 병을 알아채지 못하는 경우가 많다.

참고로 혈당치가 지나치게 높은 상태가 오래 지속되면 온몸의 각 조직에 영양분으로 흡수되어야 할 당분이 혈액 속에서만 돌아다니게 되어 혈관을 상하게 만든다. 이렇게 되면 우리 몸의 조직은 당을 흡수하지 못해 영양부족 상태가 된다.

인슐린의 양이 부족할 때

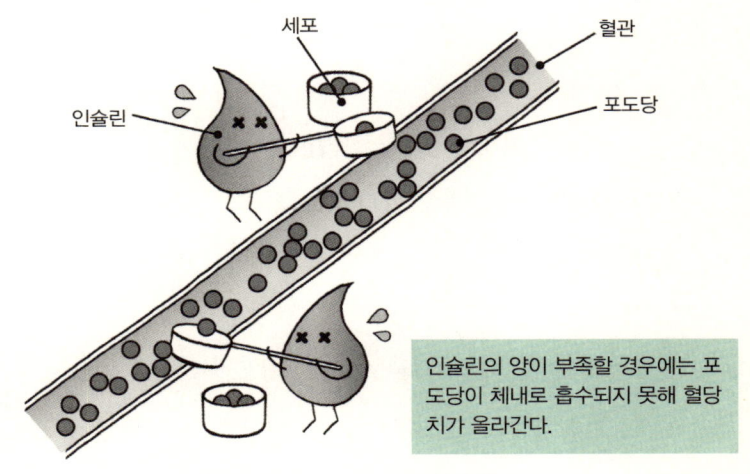

세포
혈관
인슐린
포도당

인슐린의 양이 부족할 경우에는 포도당이 체내로 흡수되지 못해 혈당치가 올라간다.

✚ 기름지고 단 음식보다 위험한 탄수화물

숨은 당뇨병이 진행되는 것을 막기 위해서는 식생활을 개선해 혈당치가 급격하게 올라가는 것을 막는 것이 가장 좋다. 췌장의 부담을 덜어줄 수 있기 때문이다.

뛰김이나 단 음식은 혈당치를 올라가게 만들어 먹으면 안 된다고 생각하는 경우가 많지만 혈당치를 급격하게 올리는 주범은 사실 빵과 밥, 면류 같은 탄수화물이다. 탄수화물에서 나온 포도당이 혈액 속에 흡수되어 혈당치를 급격하게 올리기 때문이다.

그러므로 탄수화물 섭취를 제한하는 식습관을 들여 혈당치를 올리지 않는 것이 당뇨병을 예방하는 방법이다.

숨은 당뇨병을 극복하는 5가지 식습관

① 채식 위주의 식생활을 한다. 특히 식이섬유가 풍부한 채소와 두부는 탄수화물에서 나오는 포도당이 지나치게 흡수되는 것을 방지한다.

② 요리에 식초를 활용하자. 식초로 맛을 낸 음식을 먹으면 음식이 위에서 장으로 넘어가는 시간이 길어져서 혈당치가 급격하게 상승하는 것을 막을 수 있다.

③ 무기염류 → 단백질 → 탄수화물 순서로 식사를 한다. 처음에
는 혈당치를 올리지 않는 채소류를 먹고 그다음에 육류나 생
선, 마지막으로 혈당치를 쉽게 올리는 밥을 먹으면 혈당치가
급격하게 오르는 것을 방지할 수 있다.

④ 여러 사람과 천천히 식사한다. 혼자서 밥을 먹으면 급하게 먹
게 되어 혈당치가 쉽게 올라간다. 다른 사람과 대화를 나누며
느긋하게 식사를 하면 혈당치가 급격하게 올라가지 않는다.

⑤ 자신이 먹는 음식의 섭취량을 대강이라도 파악할 수 있도록 음
식의 칼로리를 알아두자. 그러면 외식을 할 때도 적절한 메뉴
를 고를 수 있다. 또한 음식에 관한 지식이 늘어나면 음식을
가려서 먹어도 즐겁게 식사할 수 있는 방법에 대해 알게 될 것
이다.

당뇨병이라는 진단을 받으면 어떻게 해야 할까?
⇨ 생활습관을 되돌아보고 관리에 힘쓰자.

당뇨병은 고혈압과 마찬가지로 조용한 살인자로 불리는 대표적인 생활습관병이다. 평생 안고 가야 하는 병이지만 잘 관리하면 증세가 악화되는 것을 막을 수 있다. 그러니 당뇨병이라는 진단을 받았다고 해서 낙담할 필요는 없다.

우선 병의 특징을 잘 이해하고 나름대로 대처하는 방법과 관리방법을 파악해 긍정적으로 당뇨병을 관리하는 것이 중요하다. 당뇨병을 치료할 때는 일반적으로 식이요법, 운동요법, 약물요법을 병행한다. 이러한 방법들이 왜 효과적인지 이해하려면 먼저 당뇨병에 관한 올바른 지식이 있어야 한다. 가까운 병원에서 환자를 대상으로 실시하는 당뇨병 교실 등을 통해 당뇨병 교육을 받는 것도 당뇨병에 대한 지식을 얻는 방법이 될 수 있다. 그리고 자신의 생활을 되돌아보고 앞으로는 어떻게 생활해야 할지 어떤 점을 개선해야 할지 계획을 세운다.

치료를 받다 보면 몸과 마음이 지치기도 한다. 이럴 때는 같은 당뇨병을 앓고 있는 사람들과 함께 치료를 받으면 서로 의지할 수 있다. 많은 병원에서 당뇨병 환자 모임을 운영하고 있으므로 기회가 된다면 그러한 모임에도 참석해보도록 한다.

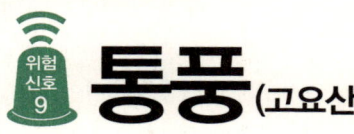

위험신호 9 통풍 (고요산혈증)

· 관절이 너무 아파!
· 몸을 생각하지 않고 마음껏 먹고 마셔.
· 비만인데다가 운동 부족이야.

그냥 내버려두면…

통증이 수시로 나타나면 관절이 망가지고, 심해지면
간 기능 장애와 요로결석에 걸릴 수 있다.

당신의 증상은?

사례 1

45세의 회사원입니다. 첫 번째 통풍 발작은 제가 40세일 때 일어났습니다. 어느 날 아침 갑자기 왼쪽 무릎에 극심한 통증이 느껴지더군요. 자다가 발을 삔 줄만 알고 정형외과에 찾아갔더니 "통풍인 것 같다."는 말을 듣고 내과에서 진료를 받았습니다. 통풍 발작이라고 하면 엄지발가락 아래 관절이 아프다고 들었기 때문에 의사의 말을 반신반의했습니다. 하지만 혈액 검사 결과, 요산 수치가 비정상적으로 높다고 나와 통풍 확진을 받았습니다. 일단은 좌약 형태의 진통제를 처방받아 격렬한 통증을 가라앉힐 수 있었습니다. 그 뒤부터 통풍이 재발하지 않도록 식생활에 신경을 쓰면서 약물요법으로 치료하는 중입니다.

예전에는 아무 생각 없이 마음껏 먹고 마셨지만 지금은 퓨린이 많이 들어간 음식은 될 수 있으면 먹지 않습니다. 하지만 제가 맛있다고 느끼는 음식의 거의 대부분은 퓨린이 많은 양 함유되어 있어서 힘듭니다. 너무 엄격하지 않게 식사제한을 하면서 요산 수치를 낮추는 방법은 없을까요?

일본의 통풍 환자는 약 60만 명이고 통풍 예비군은 500만 명에 이른다고 한다. 이 중 90%가 남성이며, 여성은 간혹 갱년기에 통풍이 발병하기도 한다. 한창 일할 때인 40대 이후에 많이 발생하지만 최근에는 20대에서도 발병하고 있다.

통풍은 생활습관병의 일종으로 너무 잘 먹어서 생긴 병이라 예부터 '귀족병'이라 불렸다. 식생활이 서구화되면서 동물성 단백질 섭취량과 음주량이 늘어난 요즘, 통풍 환자는 급격히 늘고 있는 추세다.

반면 서양에서는 기원전 5세기에 의학의 아버지라 불리는 히포크라테스가 통풍을 구체적으로 언급했을 정도로 오래된 병이다. 또 마케도니아의 알렉산더 대왕, 프랑스의 루이 14세, 종교개혁가인 루터, 예술가 미켈란젤로, 레오나르도 다빈치, 천재물리학자인 뉴턴, 생물학자인 다윈 등 많은 사람들이 통풍에 시달렸다. 참고로 일본인은 19세기 이후부터 통풍 환자가 나타났고 1960년대 이후부터 증가 추세가 되었다.

통풍의 위험신호를 방치하면 때때로 극심한 통증이 찾아올 뿐 아니라 통증이 발생한 관절이 파괴되기 시작한다. 결국 다른 관절에도 발작이 일어나고 항상 동시 다발적으로 여러 관절에서 염증이 생기는 만성 관절염 형태로 진행되기도 한다.

이렇게 되면 요산이 관절 이외의 피하에 축적돼 혹처럼 붓는 통풍결석이 쉽게 발생한다. 통풍결석은 귀, 손가락과 발가락 관절, 무릎 뒤쪽, 복사뼈 등에 주로 생긴다.

또한 이러한 결석은 신장이나 요로에 생기기도 한다. 결석으로 소변 흐름이 원활하지 못하면 신장 기능이 저하되어 신부전으로 진행되고 인공투석을 해야 하는 사태가 발생하기도 한다. 또 고혈압, 심혈관장애, 고지혈증, 비만 등 통풍 이외의 생활습관병 합병증이 생길 위험이 높다. 그러므로 통풍 · 고요산혈증인 사람은 합병증을 충분히 고려한 종합적인 치료를 받아야 한다. 통풍은 잘 먹어서 생긴 귀족병이니 내버려 두면 저절로 나을 것으로 낙관해서는 안 되는 병임을 꼭 기억하자.

원인 | 혈액 속 요산이 증가하면 고요산혈증이 발생하고 관절에 통증이 생긴다.

통풍은 평소 나쁜 습관이 하나하나 쌓여서 생기는 생활습관병이다. 현재의 생활습관과 몸 상태가 통풍 발작을 일으킬 위험은 없는지 자가 진단해보자.

아래의 내용에서 가장 중요한 항목은 맨 처음에 나오는 요산 수치다. 요산 수치가 높고 다른 항목에도 해당하는 사람은 각별히 주의해야 하는 위험군이다.

✚ 통풍 발작이란 무엇일까?

통풍은 혈액 속에 요산이라는 물질이 지나치게 증가해서 고요산혈증 상태가 되는 질환이다. 통풍으로 인해 관절에 통증이 생기는 것을 통풍 발작이라고 하는데, 고요산혈증이 있다고 해서 무조건 통풍 발작이 나타나는 것은 아니다. 오히려 아무 증상 없이 지내는 사람이 더 많다.

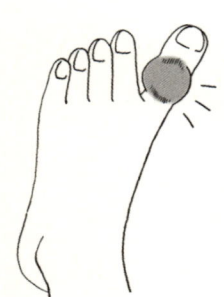

통풍에 걸리면 주로 엄지발가락 아래 관절에 극심한 통증과 염증이 생긴다.

통풍 발작은 주로 엄지발가락 아래 관절이나 복사뼈에 발생하며 손가락 관절, 팔꿈치, 무릎에 통증이 오기도 한다. 이때 이름 그대로 '바람만 스쳐도 아프다'고 할 정도로 극심한 통증이나 염증이 동반된다. 통풍에 걸리면 발가락이 아프다는 것은 이제 상식처럼 알려져서 발에 통증을 느끼면 통풍을 의심하고 의료기관을 찾는 경우가 많다. 하지만 뼈가 부러진 것보다 더 심한 통증 때문에 외상을 입었다고 오해하는 사람도 적지 않다.

✚ 통풍과 고요산혈증의 발생 원인

요산은 인체가 퓨린이라는 물질을 대사하고 남은 노폐물이다. 평소 음식을 먹을 때 퓨린이 많이 함유된 식품을 먹으면 요산이 생성되는데 일반적으로 요산은 혈액 속에 일정한 양만 남고 나머지는 소변이나 대변과 함께 몸 밖으로 배설된다. 그런데 어떤 이유로 요산이 과잉 생산되거나 요산의 배설이 감소하면 혈액 속 요산이 증가하게 된다. 배설 전 요산은 혈액에 녹은 상태로 존재하지만 혈중 요산 농도가 높은 상태로 지속되면 혈액에 다 녹지 못해 요산염 결정이 관절 등에 침착된다.

원래는 없어야 할 결정이 쌓이면 그 관절에는 염증이 생기고 격렬한 통증을 동반한 통풍 발작이 발생한다. 그런데 사실 직접 통증을 유발하는 것은 결정이 아니다. 오히려 결정을 처리하기 위해 모인 백혈구가 방출하는 자극물이 통증의 진짜 원인이다.

근래에는 통풍이 유전된다는 사실이 밝혀졌다. 단백질의 일종인 ABCG2는 요산의 배출을 돕는 수송체로서 신장과 소장에서 기능하는데 이를 부모 중 1명에게만 물려받은 사람은 양친에게 물려받은 사람보다 통풍에 걸릴 확률이 3~4배 더 높다는 것이다. 전혀 물려받지 않은 사람보다는 최대 26배나 높은 것으로 나타났다. 그 밖에도 요로결석으로 진단받은 사람, 중성지방수치가 높게 나온 사람, 고혈압인 사람도 통풍에 걸릴 확률이 높다.

✚ 통풍을 판단하는 기준

통풍을 판단할 때 중요한 기준이 되는 것은 요산 수치다. 그렇다면 이 수치가 얼마일 때 통풍으로 진단받을까? 통상적으로 혈액 속의 요산 수치가 7.0mg/dL 이상이면 고요산혈증이라 진단한다. 다만 요산 수치는 변하기 쉬워서 한 번에 고요산혈증이라고 단정 짓기 어려우므로 여러 번 측정한 결과를 보고 진단한다.

요산 수치가 남성은 7.0mg/dL 이상, 여성은 6.0mg/dL 이상이 나왔다면 주의해야 한다. 8.5mg/dL 이상이 나오면 통풍 발작이 언제든 일어날 수 있다는 위험신호가 깜빡거리는 상태다. 따라서 8.5mg/dL 이상인 사람은 요산 수치를 낮추기 위해 노력해야 한다.

약에만 의존하지 말고 식생활과 일상생활을 개선해서 통풍을 이겨낸다.

요산은 체내에서 하루에 약 700mg 생성된다. 그런데 식사로 섭취하는 퓨린을 요산으로 환산하면 300~400mg 정도다. 즉 식사를 통해 퓨린 섭취를 제한하는 방법이 효과가 없는 것은 아니지만 체내에서 산출되는 양과 비교하면 차이가 크게 나지 않는다. 따라서 특별히 식이요법을 할 필요가 없다는 것이 현재 의료계의 견해이다. 또 퓨린은 거의 모든 식품에 함유되어 있어서 식이요법을 통해 섭취량을 줄이기란 사실상 불가능하다.

그래도 퓨린 섭취를 억제하고 싶은 사람은 퓨린이 많은 식품과 적

퓨린이 많은 식품과 적은 식품(mg/100g)

아주 많음	(300mg~)	닭 간, 말린 정어리, 벤자리의 이리, 아귀 간 술찜(아귀 간에 소금 간을 하고 술을 뿌려서 찐 요리), 가다랑어포, 건멸치, 마른표고버섯
많음	(200~300mg)	돼지 간, 소간, 가다랑어, 정어리, 대하, 말린 전갱이, 말린 꽁치
적음	(50~100mg)	장어, 돼지 등심, 삼겹살, 소 등심, 소 앞다리, 소혀, 양고기, 본리스햄, 프레스햄, 베이컨, 생선전, 시금치, 콜리플라워
아주 적음	(~50mg)	콘비프(소금만으로 간을 한 쇠고기 통조림), 생선 소시지, 어묵, 구운 어묵, 소금에 절인 청어알, 연어알, 비엔나 소시지, 두부, 우유, 치즈, 버터, 달걀, 옥수수, 감자, 고구마, 쌀밥, 빵, 우동, 소면, 과일, 양배추, 토마토, 당근, 무, 배추, 톳, 미역, 다시마

은 식품을 알고, 하루 섭취량의 기준을 최대 400mg 정도(일본 통풍재단이 '고요산혈증·통풍 치료 가이드라인'에서 제시한 수치)로 제한해 섭취하도록 한다. 퓨린은 다양한 동식물의 세포핵 속에 들어 있으므로 세포수가 많은 식품에는 퓨린도 많이 들어 있다. 예를 들면 소, 돼지, 아귀 등의 식용 간, 물고기의 이리어백魚白, 성게에는 퓨린이 많이 함유되어 있다.

또한 멸치, 말린 음식, 마른표고버섯도 사람들의 생각과 달리 퓨린체가 많이 함유된 식품이다. 통째로 먹을 수 있는 작은 생선은 수많은 세포로 이루어져 있으므로 당연히 퓨린체를 많이 함유하고 있다. 멸치에 들어 있는 100g당 퓨린은 아귀 간의 2배나 된다. 또 건조식품도 세포가 응축되어 있으므로 퓨린이 많이 들어 있다. 말린 음식은 물론이고 마른표고버섯도 100g당 퓨린을 보면 아귀 간과 비슷한 양이 들어 있다.

보통 물고기 알은 하나하나가 세포이니 퓨린이 아주 많을 것으로 착각하기 쉬운데 실제로 퓨린을 많이 함유한 알은 명란젓뿐이다. 예를 들어 연어알은 알이 크기 때문에 퓨린이 무척 적은 편이다. 연어알의 100g당 퓨린은 시금치의 10분의 1도 되지 않는다. 의외의 복병은 고기나 생선으로 만든 육수다. 퓨린은 수용성이기 때문에 물에 잘 녹는다. 따라서 진하게 우려낸 닭 육수나 돼지고기 육수에 많은 양 함유되어 있으니 주의하자. 이와 같은 특징을 이용해 음식을 데치거나 삶은 국물을 버리고, 음식을 쪄서 먹으면 퓨린을 줄일 수 있다.

✚ 술을 마실 때는 퓨린 함유량이 적은 안주를 먹는다

많은 사람이 통풍 발작을 우려해 맥주를 적게 마시려고 노력한다. 맥주 500㎖ 용량 2병에 들어 있는 퓨린의 양은 쇠고기 150g에 해당한다. 물론 주류 중에는 맥주가 가장 많은 양의 퓨린을 함유하고 있다.

　그러나 맥주의 퓨린 함유량은 100mL당 평균 5.1mg으로 채소보다 훨씬 적다. 참고로 일본 소주에는 퓨린이 들어 있지 않으며 와인과 과실주, 위스키에는 무척 적은 양이 들어 있다. 그러나 알코올은 식욕을 높이기 때문에 대부분의 사람들이 술을 마시면 퓨린이 많은 고칼로리 안주를 곁들이게 된다. 퓨린이 다량 함유된 안주를 많이 먹게 되면 술을 적게 마시는 의미가 사라지므로 술을 마실 때는 채소나 해조류, 식물성 단백질이 많은 안주를 고르도록 하자.

주류에 함유된 퓨린의 양

종류	양	퓨린체 양
맥주	633mL	32.5mg
일본주(사케)	180mL	2.2mg
일본 소주(데운 것)	90mL	약 0mg
와인	125mL	1.0mg
과실주	40mL	0.2mg
위스키	80mL	0.1mg

✚ 일상생활에서 지켜야 할 6가지 통풍 예방법

수분을 충분히 섭취한다

많은 양의 수분을 섭취하면 통풍 발작을 예방할 수 있다는 것은 예부터 잘 알려진 사실이다. 배뇨를 하면 요산을 체외로 내보내는 효과가 있기 때문에 관절에 요산 결정이 쌓이는 것을 막을 수 있다. 그러니 심부전이나 신부전 등 수분 섭취를 제한하는 경우가 아니라면 하루 배뇨량이 2L 이상이 되도록 수분을 충분히 보충하자. 땀을 많이 흘리는 여름이나 오랫동안 운동을 한 뒤에는 더욱 많은 수분이 필요하다. 특히 자기 전에 수분을 섭취하면 효과적이다. 그러나 탄산음료와 주스 등 당분이 많은 음료는 열량 섭취도 증가하기 때문에 추천하지 않는다. 이뇨작용이 있는 녹차, 홍차, 커피 등을 섭취하는 것도 요산을 배출하는 데 효과적이라고 알려져 있다.

운동은 적당히 한다

적당한 운동은 비만, 고지혈증, 고혈압 등을 개선하는 데 효과적이며 통풍 예방에도 좋다. 땀이 약간 나는 정도의 걷기나 가벼운 수영이 좋다. 1분간 심박수가 20~30대는 110에서 120, 중장년층은 100에서 110 정도의 운동을 하면 된다.

그런데 갑자기 격렬한 운동을 하면 체내에서 요산이 합성되는 작용이 촉진되어 일시적으로 요산 수치가 상승한다. 게다가 운동을 하면 유산락트산이 생성되고 배설 작용이 억제되므로 체내의 요산이 오히려 증가한다. 또한 땀을 많이 흘리면 혈액이 농축되어서 요산 수치가 올라간다. 그러니 적당히 운동을 하는 것이 중요하다.

스트레스를 쌓아두지 않는다

통풍 발작은 스트레스를 많이 받았을 때 쉽게 발생한다. 따라서 충분한 휴식을 취하며 스트레스를 해소하도록 한다. 스트레스를 폭식과 폭음을 통해 해소하거나 피트니스 센터에서 격렬한 운동을 해서 한 번에 푸는 것은 금물이다.

살이 찐 사람은 표준 체중이 되도록 관리한다

체중이 증가하면 요산 수치 역시 증가하는 경향이 있다. 살이 찌고 요산 수치가 높은 사람은 과식하지 않도록 주의하고 체중을 줄여야 한다. 그러나 너무 급격하게 체중을 줄이면 요산이 과잉 생산되어 요산 수치가 올라간다. 요산 수치를 내리는 식사는 특별한 것이 아니다. 그저 편식이나 과식, 과음을 하지 않으면서 하루 세 번 규칙적으로 식사하고 주식과 부식이 잘 어우러져 영양적으로 균형 잡힌 식사를 하도록 한다.

채소를 충분히 섭취해서 소변을 알칼리성으로 유지한다

건강한 사람의 소변은 약산성이다. 소변은 우리가 섭취하는 음식에 따라 산성이나 알칼리성으로 조금씩 변한다. 통풍 환자는 평소에도 요산이 결정화되어 요로결석에 걸릴 확률이 높은 데다, 산성화된 소변에 요산이 잘 녹지 않게 되면 결정화를 더욱 가속시킬 수 있으므로 소변을 알칼리성으로 바꾸려는 관리가 필요하다. 요산은 알칼리성이나 중성에서 잘 녹으므로 채소, 감자, 고구마, 토란, 마, 해조류 등 알칼리성 식품을 충분히 섭취해서 소변을 알칼리성으로 유지하는 것이 좋다. 신선한 채소를 섭취하면 수분을 보충하는 데도 효과적이다. 다만 과당을 지나치게 섭취하면 요산 수치가 높아지니 과일을 많이 먹지 않도록 하자.

염분이 많은 식품을 삼간다

과다한 염분 섭취는 요산의 배설을 촉진하는 신장 기능을 저하시킨다. 요산이 원활히 배설되려면 신장이 충분히 작용을 해야 하는데, 체내에 염분이 증가하면 체액과 혈액의 균형이 무너져 체액이 혈액 속에 침투한다. 이렇게 증가한 혈액은 혈관을 압박해 혈압을 높이고 신장의 혈관에도 부담을 주어 신장 기능이 저하되는 것이다. 따라서 신장에 악영향을 끼치지 않으려면 염분 제한은 반드시 필요하다. 고혈압은 대표적인 통풍 합병증이다. 따라서 모든 음식을 먹을 때는 반드시 싱겁게 먹자.

통풍에 따른 합병증 예방법은 조기 치료가 최선

① 요산치가 높은 상태가 장기간 지속되거나 통풍 발작 이후 치료하지 않고 방치하면, 피부 조직에 들러붙은 요산염 결정이 점점 부풀어 올라 혹처럼 변하는 통풍결절이 생겨 주변 관절을 움직이기 어렵게 된다. 이럴 때에는 약물요법을 실시해야 한다.
② 요산염 결정이 요로나 신장에 생기면 요로결석이나 신장 기능 장애의 원인이 되므로 주의해야 한다.
③ 무지외반증, 봉와직염, 발톱주위염, 변형성 관절증, 관절 류머티즘 등 통풍 발작과 유사한 증상을 보이는 질병에 주의한다.

통풍 발작이 발생하면 어떻게 해야 할까?

⇨ 응급 처치를 하고 나서 되도록 빨리 정형외과에서 진료를 받자

통풍 발작이 일어났을 때는 신속하게 다음과 같은 처치를 하자.
① 극심한 통증이 생기면 물이나 얼음, 냉습포 등으로 환부를 차갑게 한 후 안정을 취한다.
② 환부를 마사지를 하거나 쓰다듬고 주무르는 것은 오히려 증상을 악화시키므로 절대 금물이다.
③ 술을 마시지 않는다.
④ 해열진통제를 복용한다.
⑤ 이동에 무리가 없을 만큼 통증이 진정되면 신속히 병원을 찾아 진찰을 받는다.

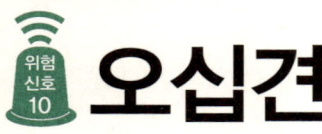

오십견

· 어깨를 움직일 때마다 아프네.
· 왜 이렇게 팔을 움직이기가 힘들까?

그냥 내버려두면…

평소에 하던 동작도 잘 안 되고
어깨를 움직이기 힘들어질 수도 있다.

당신의 증상은?

사례 1

55세의 회사원입니다. 얼마 전 집에서 골프 스윙 연습을 하다가 갑자기 오른쪽 어깨에 통증을 느꼈습니다. 골프는 평소에도 즐기던 운동이었고, 무리한 자세를 한 것도 아닌데 그 뒤부터는 밤에 잘 때나 윗옷을 입고 벗거나 무거운 짐을 들 때마다 극심한 통증이 찾아왔습니다.

집 근처에 있는 정형외과에 갔더니 오십견이라며 진통제와 찜질팩을 처방해주었습니다. 사람들 말로는 오십견은 1년 정도 지나면 낫는다고 하더군요. 하지만 치료를 받은 지 1달이 지났는데 처음처럼 극심한 통증이 계속 오진 않지만 별것 아닌 동작에도 쉽게 통증을 느낍니다. 목을 크게 돌려 뒤를 돌아보거나 오른쪽으로 누워 있으면 바늘로 찌르는 듯한 통증이 옵니다. 의사는 간단한 체조를 하라고 권했지만 통증 때문에 그조차도 하지 못하고 있습니다. 좋아하는 운동인 골프도, 운전도 거의 하지 못합니다. 오십견으로 일상생활에 이렇게 크게 지장을 받으리라고는 상상도 하지 못했습니다.

이 경우처럼 어깨가 아프고 그로 인해 어깨의 운동 범위가 줄어드는 상태를 일컬어 흔히 오십견이라고 한다. 정식 병명은 유착성관절낭염으로 40대 이상에게 주로 발생하며 뚜렷한 원인을 찾을 수 없는 경우가 많고, 흔히들 어깨관절이 노화해 일어난다고 알고 있다.

설문조사에서 20세 이상의 남녀 약 6천 명을 대상으로 '몸의 통증'에 대해 질문했더니 그중 30%나 되는 사람이 오십견이나 어깨결림으로 통증을 느낀다고 대답했다. 이는 매우 많은 사람이 어깨 통증에 시달리고 있다는 뜻이다.

이 병은 처음에는 어깨가 뻐근한 정도로 아프다가 시간이 지나면서 바늘로 찌르는 듯한 통증이 나타나며 머리를 빗거나 윗옷을 갈아입는 등 팔을 위로 들어 올려 어깨를 움직이는 동작을 하려 하면 통증이 더욱 심해진다. 증상이 심해지면 머리 감기나 양치질, 밥 짓기, 빨래하기는 물론이고 지하철 손잡이를 잡기도 힘들고, 심지어는 잘 때도 몸을 뒤척이지 못할 정도다. 통증으로 인해 어깨관절의 움직임이 제한되어 팔을 올리지 못하기 때문이다. 밤에 통증이 더 심해지는 것도 이 병의 특징이다. 밤에 몸이 쑤시고 아프다고 호소하는 사람들의 4명 중 1명은 오십견이 있는 것으로 진단된다.

✚ 증상은 같아도 오십견이 아닐 수도 있다

오십견과 거의 유사한 증상이 나타나는 어깨 질환으로 회전근개파열(어깨 안쪽 힘줄인 회전근개가 파열되는 질환)과 견관절극상건염(힘줄에 칼슘이 쌓여 통증을 일으키는 질환) 등이 있다. 이 질환일 경우에는 오십견 치료를 받아도 낫지 않는 경우가 많으니 정확한 진단을 받는 것이 치료에 도움이 된다.

원인 **50세 전후에 갑자기 나타나는 어깨 통증은 어깨관절의 노화가 원인이다.**

오십견은 어느 날 갑자기 어깨가 아파서 알게 되는 경우가 대부분이다. 오십견을 조기에 발견할 수 있도록 어깨를 움직이며 어디가 어떻게 아픈지 다음 내용과 그림을 보면서 확인해보자. 해당하는 항목이 많을수록 오십견일 확률이 높다.

증상을 체크하자!

☐ 40세 이상이다.

☐ 두 팔을 위로 뻗어 올리면 아프거나 동작이 잘되지 않는다. (①, ②)

☐ 두 팔을 어깨높이에서 위아래로 움직이면 통증이 느껴지거나 동작이

　　잘되지 않는다. (③)

☐ 두 손을 팔꿈치 높이까지 올린 상태에서 바깥쪽으로 벌리면 아프거나 동작이 잘되지 않는다. (④)

☐ 두 손을 등 뒤에서 깍지를 끼면 아프거나 동작이 잘되지 않는다. (⑤)

☐ 두 손을 목 뒤에서 깍지를 끼면 아프거나 동작이 잘되지 않는다. (⑥)

① 두 팔을 위로 뻗어 올리고 귀 뒤쪽까지 젖힌다.

② 두 팔을 양옆으로 벌린 다음 위로 모아준다. 이때 손바닥은 위를 향한다.

③ 두 팔을 어깨높이에서 양옆으로 벌리고 직각으로 올린다. 그 상태에서 팔꿈치는 고정하고 팔만 아래로 내렸다가 올린다.

④ 손바닥을 위로 향하게 하고 두 손을 팔꿈치 높이까지 올린다. 그 상태에서 바깥쪽으로 벌린다.

⑤ 등 뒤에서 깍지를 낀다.

⑥ 목 뒤에서 깍지를 낀다.

✚ 신속한 재활치료를 통해 회복을 앞당긴다

오랫동안 팔과 어깨를 사용하다 보면 어깨관절에 있는 회전근개에 피로가 쌓이면서 주변 조직에 염증이 생기는데, 이 상태를 오십견이라고 부른다. 어깨관절은 가동역可動域(어깨를 움직이는 범위)이 넓어 혹사당하기 쉬워 이상이 생긴다. 한마디로 노화 현상이다. 평균 수명이 길어진 현대 사회에서는 꽤 나이를 먹은 뒤에 증상이 나타나는 사람도 있다. 강한 통증이 동반되는 오십견은 몇 달 만에 낫는 경우도 있지만 몇 년 이상 지속되는 경우도 있다. 언제 나을지 알 수 없다는 불안과 마음대로 어깨를 움직이지 못하는 불편이 늘 따라다니지만 너무 걱정하지 않아도 된다. 이 증상이 호전될 때까지 다소 시간은 걸리지만 치유되지 않는 병은 아니기 때문이다.

대책 — 통증이 가라앉으면 재활치료를 통해 가동역을 넓힌다.

오십견이 의심되면 조기에 정형외과에서 확정 진단을 받고, 통증을 없애는 적절한 치료(소염진통제, 찜질팩, 연고 등)를 받아야 한다. 급성기 통증이 발생한 직후에는 어깨를 움직이지 말고 안정을 취해서 통증이 재발하지 않도록 하고, 붓거나 열이 날 때는 냉찜질을 해서 열을 식힌다. 그리고 통증이 가라앉으면 온찜질로 어깨를 따뜻하게 해서 피의 흐름을 좋게 하고 어깨를 움직이기 쉽게 만든다.

냉찜질이 필요할 때

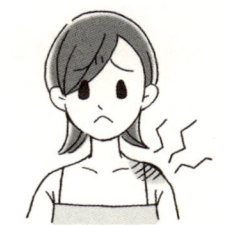

환부가 붓거나 열이 날 때나
통증이 발생한 직후

온찜질이 필요할 때

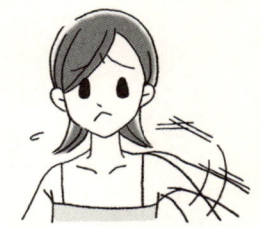

통증은 가라앉았지만 어깨를
움직이기 불편한 경우

그다음에는 증상에 따라 적합한 스트레칭이나 어깨 운동을 한다. 통증이 없어지면 어깨를 움직이기 편해지지만 오랫동안 어깨를 쓰지 않으면 가동역이 좁아지게 되므로 꾸준히 재활치료를 받는 것도 중요하다. 오십견을 반드시 고치겠다는 마음으로 스트레칭과 재활치료를 병행해야 하는 것이다.

어깨 재활치료에 효과적인 스트레칭이나 운동은 여러 가지가 있지만, 여기서는 기본적인 2가지 방법을 소개한다.

목욕 시 하는 손가락 계단 체조

오십견 치료에는 목욕탕에서 몸을 따뜻하게 만든 다음에 하는 손가락 계단 요법이 효과적이다. 목욕 중에는 근육과 인대가 따뜻해져서 혈액순환이 촉진되고, 통증이 완화되고 탕에 몸을 담그면 부력으로 몸이 가벼워져서 평소보다 어깨를 편하게 움직일 수 있다.

물 온도는 40~41℃를 유지하자. 매일 조금씩 반복하면 어깨의 가동역이 점점 넓어져서 팔을 움직이기 쉬워진다. 물론, 목욕할 때 하면 가장 효과적이지만 실내에서 해도 좋은 운동이다.

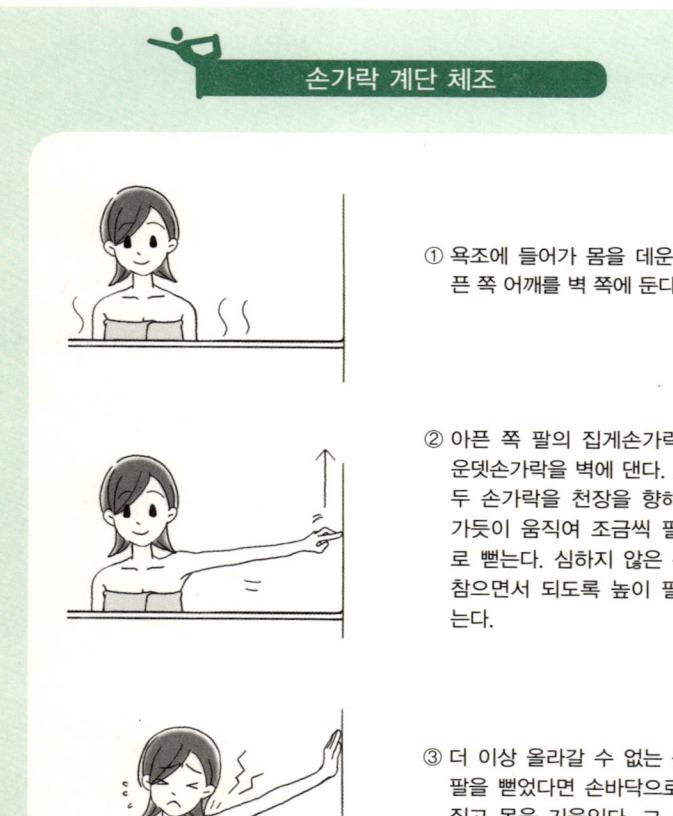

손가락 계단 체조

① 욕조에 들어가 몸을 데운 후 아픈 쪽 어깨를 벽 쪽에 둔다.

② 아픈 쪽 팔의 집게손가락과 가운뎃손가락을 벽에 댄다. 그리고 두 손가락을 천장을 향해 걸어가듯이 움직여 조금씩 팔을 위로 뻗는다. 심하지 않은 통증은 참으면서 되도록 높이 팔을 뻗는다.

③ 더 이상 올라갈 수 없는 곳까지 팔을 뻗었다면 손바닥으로 벽을 짚고 몸을 기울인다. 그 상태로 10초간 어깨와 팔 근육을 늘인다.

매일 5분간 다리미 체조

　정형외과에서 권하는 운동요법으로는 다리미 체조도 있다. 이 체조는 한 번에 5분 정도만 실시하는 운동으로 어깨에 부담을 주지 않으면서도 매일 하면 어깨의 가동역이 넓어진다. 다리미 대신 500mL의 페트병을 이용해도 된다.

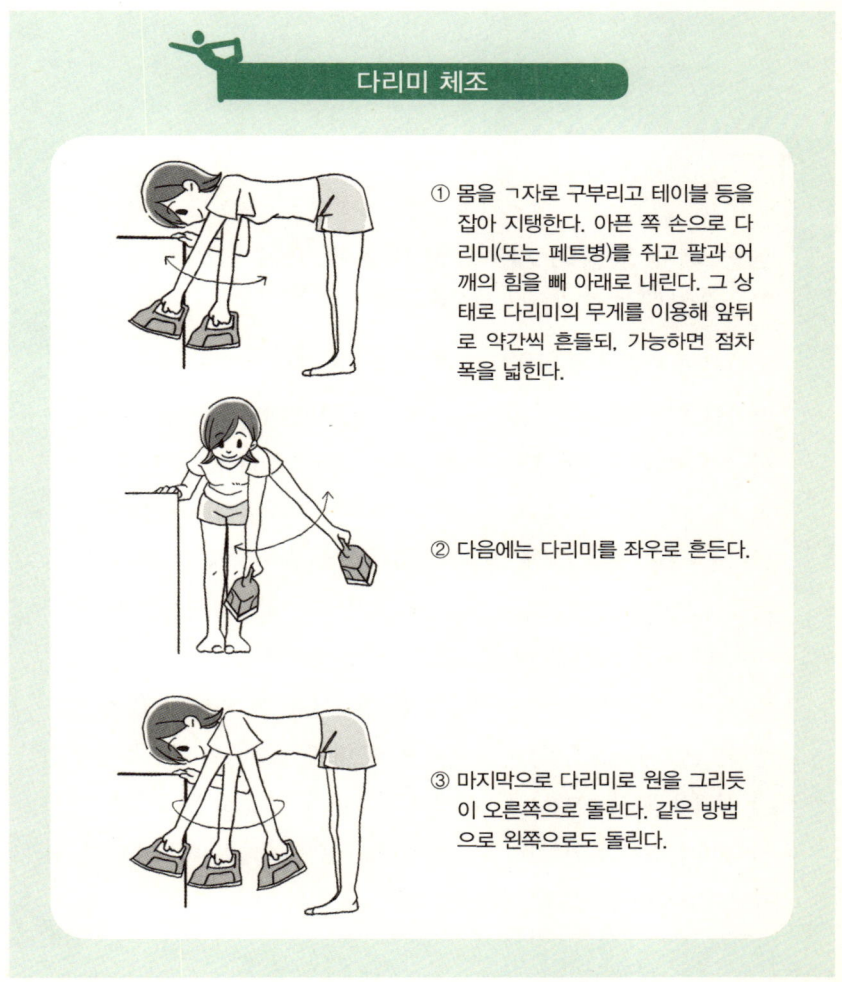

다리미 체조

① 몸을 ㄱ자로 구부리고 테이블 등을 잡아 지탱한다. 아픈 쪽 손으로 다리미(또는 페트병)를 쥐고 팔과 어깨의 힘을 빼 아래로 내린다. 그 상태로 다리미의 무게를 이용해 앞뒤로 약간씩 흔들되, 가능하면 점차 폭을 넓힌다.

② 다음에는 다리미를 좌우로 흔든다.

③ 마지막으로 다리미로 원을 그리듯이 오른쪽으로 돌린다. 같은 방법으로 왼쪽으로도 돌린다.

오십견은 남녀 상관없이 운동량이 많은 직업보다 사무직으로 일하며 평소 근육을 잘 사용하지 않는 사람에게 많이 발병한다. 좀 급하게 움직이거나 평소에 하지 않는 일을 할 때 갑자기 삐끗하는 것이다. 그러므로 평소에 어깨관절을 많이 움직이고 혈액순환을 원활하게 하면 오십견을 예방하는 데 효과적이다.

심한 어깨 통증이 계속되면 어떻게 해야 할까?
⇨ 정형외과에 가서 관절 내 주사를 맞을지 결정하자.

오십견의 통증은 어깨관절 주위 조직에 염증이 생겨서 발생한다. 따라서 일반적으로는 염증이 나으면 통증도 가라앉는다. 그러나 시간이 지나도 강한 통증이 계속되어 스트레칭이나 어깨 체조를 할 수 없게 되면 관절 움직임이 악화되는 유착현상이 일어난다. 따라서 심한 통증이 계속되면 정형외과에 가서 통증을 해소하는 치료를 받아야 한다. 최근에는 스테로이드제, 히알루론산Hyaluronic Acid : HA 등으로 관절 내 주사를 놓기도 하는데 효과는 입증되어 있다. 또 통증이 만성적이거나 심한 경우에는 신경차단술을 실시한다. 신경차단술은 신경 주위나 신경 내에 국소마취약을 주입해서 신경을 일시적으로 마취시키거나 고주파 열 또는 알코올로 수개월에서 수년 동안 신경을 마취해 통증을 해소하는 치료법이다. 경우에 따라서는 수술요법을 시행하기도 한다.

어깨결림과 근육의 상관관계

사람의 팔은 올리거나 돌리는 것과 같은 동작을 무리 없이 할 수 있다. 이는 어깨 관절이 특수한 구조로 이루어졌고 많은 근육이 붙어 있기 때문이다. 그러나 같은 이유로 어깨에 여러 문제가 발생하기도 한다. 그중에서도 많은 사람이 경험하는 문제가 바로 어깨결림이다.

어깨결림은 많은 근육이 관계되어 있다. 특히 등의 가장 바깥쪽에 있는 증모근은 좌우 10kg이나 되는 팔을 받쳐줄 뿐 아니라 무거운 머리를 지탱하며 각도를 유지하는 역할도 한다. 따라서 등이 굽은 체형처럼 머리 위치가 앞으로 나오게 되면 머리의 무게 중심이 앞으로 이동해 증모근에 부담이 되고 결과적으로 어깨결림이 심해진다. 이처럼 어깨결림은 근육에 피로가 쌓여서 생기는 경우가 많다.

그 밖에도 스트레스나 턱관절증, 목뼈 질환이 원인이 되어 어깨결림이 발생하기도 한다. 만성적인 어깨결림에 시달린다면 정형외과에 가서 진단을 받자. 어깨결림이 심할 때 근육을 세게 주무르는 것은 근육 자체를 손상시킬 수 있어 의학적으로 권장하지 않고 있다. 이때는 스트레칭으로 근육을 강화하고 적당한 힘으로 부드럽게 주무르는 것이 좋다.

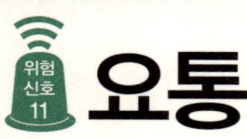

위험신호 11 요통

· 허리가 아프고 저려!
· 허리 쪽이 욱신거리고 뻐근하네.
· 오랫동안 앉아 있을 수 없어.

그냥 내버려두면…

불면증과 행동에 제약이 생길 수 있으며, 심한 경우 복부대동맥류나 신장경색, 암이 뼈로 전이된 상태일 수도 있다.

당신의 증상은?

사례 1

50세의 회사원입니다. 1년 전부터 걷기 힘들 정도로 허리가 심하게 아픕니다. 사무직에 종사하고 있는데 10분만 서 있어도 오른쪽 다리가 아프기 시작하고 15분 이상 걷지 못합니다. 자전거를 타면 허리가 아프고 저린 증상이 완화되어서 요즘에는 거의 자전거로 이동합니다. 집 근처에 있는 정형외과에 갔더니 코르셋과 진통제를 처방해주었습니다. 치료를 받은 효과가 있어서 더 편하게 움직일 수 있게 되었지만 통증은 여전합니다. 이대로 가면 일도 할 수 없게 되는 것은 아닌지 걱정스럽습니다. 다른 효과적인 치료법은 없을까요?

사례 2

52세의 주부입니다. 저는 슈퍼마켓에서 일하고 있습니다. 주로 상품을 꺼내고 진열하는 업무를 해서 구부정한 자세로 일하거나 앉았다 일어나거나 무거운 물건을 옮기는 일이 많습니다. 같이 일하는 동료가 허리를 다치지 않도록 조심하라고 자주 말하곤 하는데, 퇴근 무렵이 되면 허리가 아픕니다. 집에서 등을 쭉 펴고 휴식을 취하면 아픔이 가라앉기 때문에 아직 정형외과를 찾아가진 않았지만 이 일을 계속하면 요통이 더 심해질 것 같습니다. 통증에 대처할 수 있는 방법이 없을까요?

'장시간 앉아 있을 수 없거나 허리가 아파서 자다가 깬다….' 일본에서 이와 같이 요통에 시달리는 사람은 천만 명이 넘는다. 혹시 당신도 "나이가 들었으니 어쩔 수 없지. 좀 쉬면 통증이 가라앉으니 괜찮겠지."라며 낙관적으로 생각하고 있지는 않은가.

일본 후생노동성의 국민생활기초조사에 따르면 남녀 모두 불편하다고 느끼는 증상 1위로 요통이 꼽았다. 요통은 남성보다 여성에게 많이 나타나며 30대부터 환자가 증가한다.

사례 1의 남성처럼 요통이 심할 때는 자리에서 일어나거나 걷는 것조차 힘들어진다. 또한 사례 2의 여성처럼 허리를 혹사하는 동작을 반복하다 보면 추간관절(척추 뒤쪽에 있는 관절 돌기 사이에 있는 평면관절)이나 추간판(척추뼈 사이를 이어주는 연골로 탄력성이 있어 충격을 줄여주는 완충 역할을 한다)에 부담이 가해져 요통이 발생하기도 한다. 그리고 요통이 반복적으로 나타나면서 점점 더 심한 통증에 시달리게 된다.

또한 뼈와 근육 같은 정형외과적인 원인이 아닌 다른 문제가 있어서 허리가 아픈 경우도 있다. 복부대동맥류(복부 내 가장 큰 혈관인 대동맥 벽이 여러 원인으로 약해져서 지름이 정상의 50% 이상 늘어나는 질병), 신장경색(신장으로 피를 공급하는 혈관이 막혀서 신장조직이 괴사한 상태), 화농성 척수염, 암이 뼈로 전이된 경우 등 중대한 질환이 있어도 요통이 생기므로 주의해야 한다.

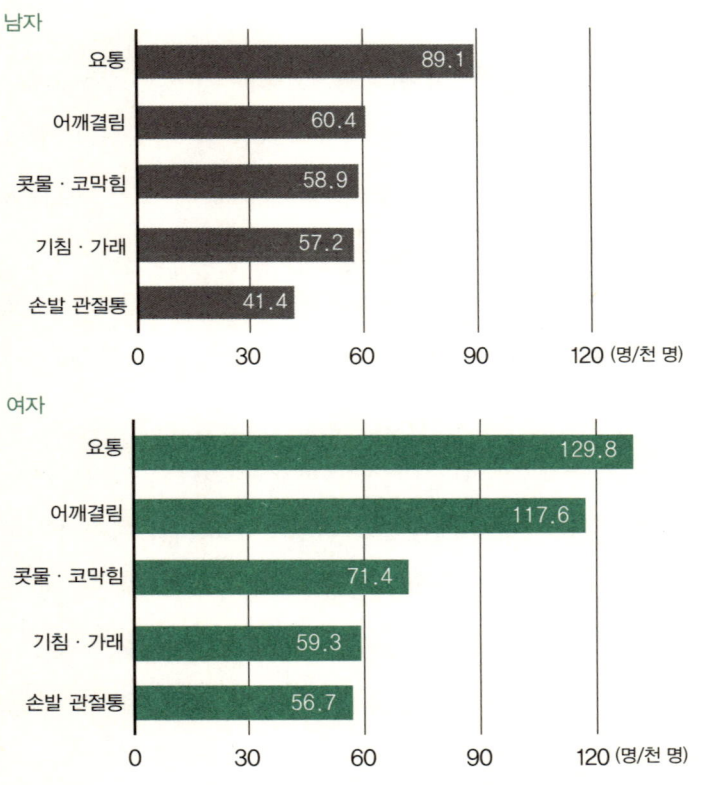

성별로 본 요통 환자가 많이 느끼는 5가지 증상(복수응답)

출처 : 일본 후생노동성, 2010년 국민생활기초조사

요통은 등과 등 주변의 근육에 이상이 생겨서 허리에 통증을 느끼는 질환이지만 요통 환자의 85%는 엑스선 검사를 해도 원인을 발견하지 못한다. 다음을 통해 원인 모를 요통이 발병할 위험이 얼마나 높은지 진단해보자.

증상을 체크하자!

- ☐ 운동 부족이다.
- ☐ 비만이다.
- ☐ 같은 자세를 장시간 지속하는 일을 한다.
- ☐ 구부정한 자세로 지내는 일이 많다.
- ☐ 침대에서 자며, 옆으로 누워서 잔다.
- ☐ 지하철에서 항상 문이나 벽에 기대어 서 있다.
- ☐ 의자 등받이를 잘 사용하지 않는다.

해당하는 항목이 많을수록 원인불명의 요통이 될 가능성이 높다.

✚ 요통에는 2가지 유형이 있다

요통은 앞서 말했듯이 엑스선이나 MRI 등 영상진단을 해도 원인을 모르는 유형(근육형 요통)과 원인이 분명한 유형(척추뼈형 요통)으로 나뉜다.

원인이 불분명한 요통 – 근육형 요통

이 유형은 영상진단을 해도 문제가 나타나지 않아 근육이나 혈액 흐름에 이상이 있을 것으로 추정된다. 허리 부위에 묵직한 통증을 느끼지만 휴식을 취하면 편해진다. 요통의 85%가 이 유형에 속하며 근본적인 원인은 나쁜 자세에 있다. 자세가 나쁜데다가 운동 부족으로 근육이 쇠약해져 등을 받쳐줄 수 없게 되면 통증이 발생한다.

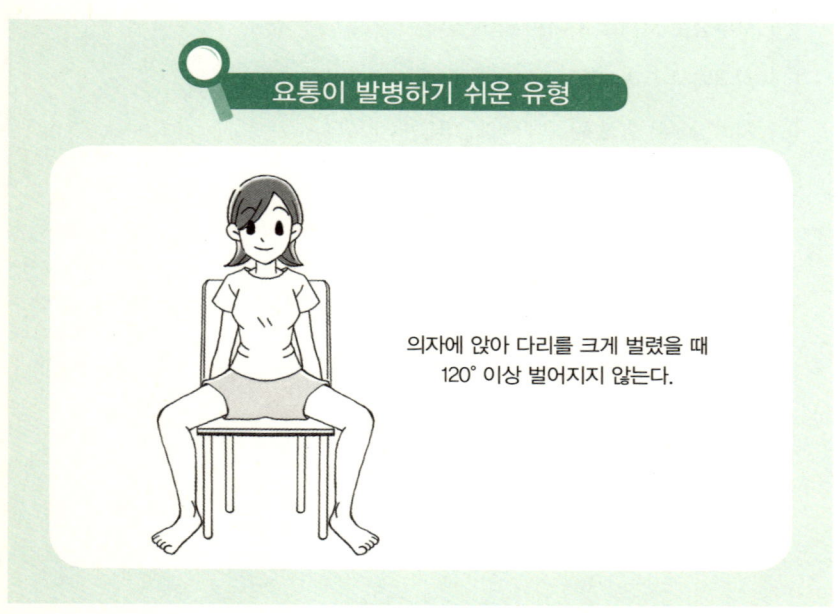

요통이 발병하기 쉬운 유형

의자에 앉아 다리를 크게 벌렸을 때
120° 이상 벌어지지 않는다.

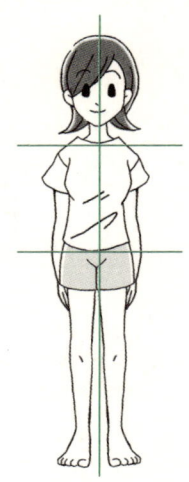

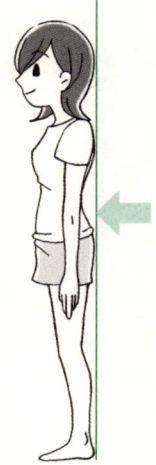

거울 앞에 똑바로 서서 어깨와
허리 높이를 살피면 좌우가 다르다.

벽에 등과 머리, 어깨뼈, 발뒤꿈치를
붙였을 때 허리와 벽 사이에 손이나
주먹이 들어가지 않는다. 이 경우는
구부정한 체형이다.

원인이 분명한 요통 – 척추뼈형 요통

이 유형은 요통의 15%를 차지한다. 영상진단을 하면 뼈, 추간판,
인대에 이상이 발견된다. 추간판 탈출증, 척추관 협착증, 압박골절 등
뚜렷한 원인이 있어서 증상을 보이며 특정 동작을 하면 통증이 더욱
심해진다.

추간판 탈출증은 흔히 허리 디스크라 불리는 질병으로 나이가 들
거나 외부의 힘으로 추간판이 변형되면서 신경을 압박해 요통이 발생
하는 병이다. 몸을 앞으로 숙이면 통증을 느끼고 허리에서 다리까지가
저리거나 아프며 근력이 떨어진다. 또한 심해지면 소변이나 대변을 참

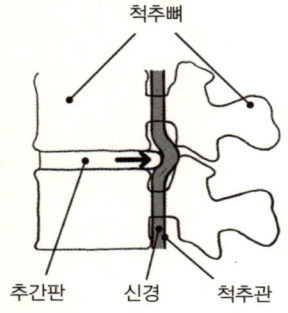

추간판 탈출증

척추뼈

추간판   신경   척추관

변형된 추간판이 신경을 압박해서
통증이 발생한다.

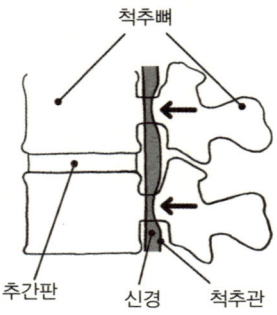

추간판 협착증

척추뼈

추간판   신경   척추관

추간판이 아닌 뼈가 신경을 압박하는 것이
추간판 탈출증과 다른 점이다.

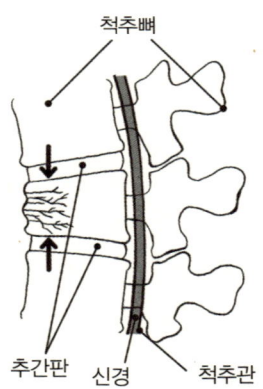

압박골절

골다공증으로 척추뼈의 일부가
찌그러지듯 주저앉는다.

척추뼈

추간판   신경   척추관

지 못하게 되어 수술요법을 시행하게 된다. 하지만 보통은 증상이 자
연스럽게 사라지므로 편안하게 지내는 것이 치료의 관건이다.

척추관 협착증은 척추관(척추 가운데 관 모양의 속이 빈 곳으로 신경이 지
난다)이 좁아져서 뼈가 신경을 압박해 요통이 발생하는 병이다. 몸을
뒤로 젖히면 통증을 느끼고 발이 저리거나 아파서 오랫동안 걷지 못하

는 특징이 있다. 좀 더 진행되면 감각장애, 배뇨장애가 발생한다.

압박골절은 나이가 들면서 생긴 골다공증으로 골밀도가 낮아져 푸석푸석해진 척추뼈의 일부가 찌그러지며 주저앉아서 발생하는 요통이다. 몸을 움직이면 통증이 더 심해지고 등이 굽거나 키가 줄어들면서 발병 사실을 알게 된다. 작은 충격에도 골절이 되기 쉽고, 여성 호르몬이 줄어들어 발병하는 경우가 많으므로 여성에게 취약하다. 특히 폐경이 이른 여성일수록 발병이 잘 된다.

대책 평소 바른 자세를 갖고, 원인이 분명한 요통이라면 정형외과를 방문한다.

✚ 원인이 불분명한 요통 대처법

일상생활에서 주의할 점

이 유형의 요통을 예방하려면 나쁜 자세를 개선하는 것이 가장 바람직하다. 특히 등이 구부정하면 허리에 부담이 가므로 등의 자세를 바로잡는 것이 중요하다.

잘 때는 침대 매트리스를 약간 딱딱한 것으로 바꾸고 엎드리거나 옆으로 눕지 않고 바로 누워서 자도록 하자. 무릎 밑에 쿠션을 괴면 잘 때도 바른 자세를 유지할 수 있다.

장시간 앉아 있을 때는 좌우 양쪽에 균등하게 체중을 주고 양발을 바닥에 댄 자세로 앉는 것이 좋다. 특히 다리를 꼬고 앉는 자세는 좋지 않다.

무거운 물건을 들 때는 무릎을 구부려 허리를 세운 상태에서 물건을 들고 일어선다. 서 있는 자세에서 허리만 구부려 팔 힘만으로 물건을 들면 요추에 부담이 간다.

그리고 피곤하거나 허리가 아플 때는 느긋하게 목욕을 하자. 몸이 따뜻해지면 혈액 순환이 원활해져서 허리 근육의 피로가 풀린다.

Tip

암이나 세균 감염이 원인일 수도 있다!

요통이 생기면 누워서 쉬면 금세 사라지는 경우도 있지만, 장기간 지속되면 암이나 척추염, 결핵, 성병이 원인인 경우도 있어 반드시 진료를 받아봐야 한다.

척추염의 일종인 강직성 척추염은 척추에 염증이 생긴지 오래 되어 관절의 움직임이 둔해지는 병이다. 보통은 남성이 이 질환에 잘 걸렸으나 최근에는 여성도 증가 추세이다. 또한 결핵은 폐뿐 아니라 흉막이나 림프절, 척추 등에도 나타나므로 요통이 함께 올 수도 있다. 단순히 허리의 근육이 아픈 줄 알았는데 생각지도 못한 병에 걸렸을 수도 있으니 세심히 증상을 살피도록 하자.

효과적인 요통 체조

요통 체조를 매일 하면 허리 근육이 강화되고 몸도 유연해진다. 또한 체력이 향상되어 요통을 예방하는 효과가 있으므로 자신에게 맞는 체조를 꾸준히 하는 것이 좋다.

다양한 요통 체조 중 기본적인 2가지 체조를 소개한다. 체조를 할 때 무리하게 몸을 늘이거나 반동을 이용해 움직이면 위험하다. 또 치료를 받고 있거나 통증이 있을 때 오히려 증상이 악화될 수 있으니 반드시 의사나 물리치료사 등 전문가의 지시에 따르도록 하자. 체조 중에 통증이 심해지면 당장 중지하고 담당의사와 논의하도록 한다.

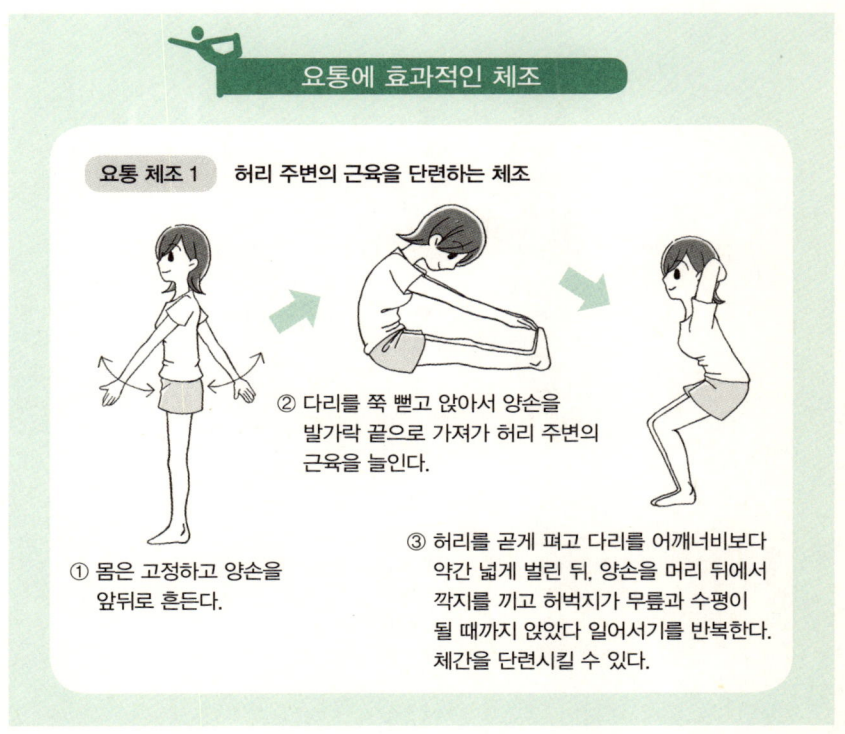

요통에 효과적인 체조

요통 체조 1   허리 주변의 근육을 단련하는 체조

② 다리를 쭉 뻗고 앉아서 양손을 발가락 끝으로 가져가 허리 주변의 근육을 늘인다.

① 몸은 고정하고 양손을 앞뒤로 흔든다.

③ 허리를 곧게 펴고 다리를 어깨너비보다 약간 넓게 벌린 뒤, 양손을 머리 뒤에서 깍지를 끼고 허벅지가 무릎과 수평이 될 때까지 앉았다 일어서기를 반복한다. 체간을 단련시킬 수 있다.

　　복근과 등 근육을 단련하는 체조

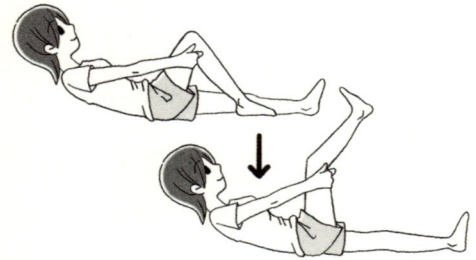

똑바로 누워서 머리를 들고, 양손으로 한쪽 다리의 무릎 아래를 잡고 천천히 다리를 들어 올린다. 그 상태에서 몇 십 초간 정지한 뒤에 천천히 다리를 내린다. 반대쪽도 똑같이 한다.

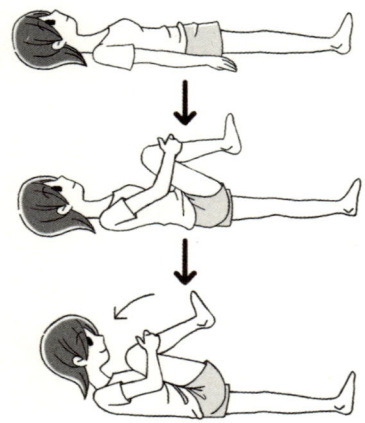

똑바로 누운 자세에서 한쪽 다리는 쭉 펴고 다른 한쪽 다리의 무릎을 양손으로 안는다. 양손으로 안은 무릎을 가슴 쪽으로 끌어당기며 머리를 든다. 몇 십 초 정지한 뒤에 천천히 원래 자세로 돌아간다. 반대쪽도 똑같이 한다.

포인트　반동을 주지 않고 천천히 한다.

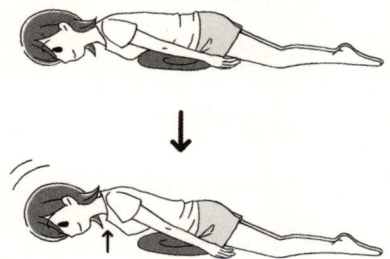

아랫배에 베개를 놓고 엎드려 상체를 천천히 약 10cm 정도 일으켜 5초간 유지한 뒤 원래 자세로 돌아간다. 무릎을 너무 뒤로 꺾으면 부상을 입을 위험이 있으니 주의하자. 근력이 약해서 상체를 일으키지 못하는 사람은 엎드려서 상체를 일으키려는 시도를 하기만 해도 충분히 효과가 있다. 하루 5~10분 정도 하는 것이 좋다.

포인트   고개를 들지 않고 실시한다.

요통 체조 4   복근을 단련하는 체조

똑바로 누워서 무릎과 고관절을 살짝 구부린다. 그 자세에서 상체를 천천히 일으켜 약 45° 각도에서 5초 동안 정지한다. 그리고 천천히 원 상태로 돌아온다. 하루 15분 정도 자신이 할 수 있는 만큼만 하면 된다. 절대로 무리하지 않도록 하자. 힘이 없어서 상체를 일으키지 못하는 사람은 누운 채 상체를 일으키려는 시도만 해도 효과를 볼 수 있다.

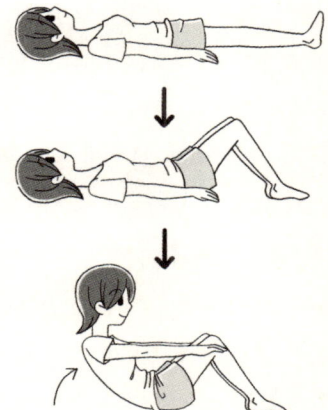

포인트   반동을 주지 않고 천천히 한다.

✚ 원인이 분명한 요통 대처법

확실한 병명이 있는 요통은 진통제, 신경차단술, 운동요법 등을 실시해서 치료한다. 이 방법으로도 증상이 개선되지 않아 수술을 받는 사람도 있는가 하면 소염진통제를 복용하고 안정을 취하면 통증이 가라앉는 사람도 있다. 이처럼 같은 방법으로 치료해도 결과는 사람마다 상당한 차이를 보이는 것이 요통 치료법이다.

Tip

시간이 지나도 요통이 낫지 않으면 어떻게 해야 할까?
⇨ 주저하지 말고 전문의를 찾아가자.

앞에서 소개한 전형적인 요통 외에도 심각한 내장성 요통이나 심인성 요통이 발생하는 경우도 있다. 특히 요통이 갑자기 발생했다가 순식간에 통증이 심해지면 복부대동맥류, 신장경색, 화농성 척수염, 암이 뼈로 전이된 경우 등 중대한 질병이 있을 수 있다. 그럴 때는 즉시 정형외과를 찾아가서 원인을 알고 치료를 받자.
또 '중대한 질환이 숨어 있진 않을까.'하는 심리적 불안감 때문에 통증이 더 심해지는 경우도 있다. 이렇게 발생하는 요통은 대부분 원인 모를 요통에 속하며 안정을 취하면 증상이 가라앉는다. 의사에게 진료를 받으면 불안한 마음을 덜 수 있으므로 시간이 지나도 요통이 낫지 않을 때는 주저하지 말고 전문의를 찾아가자.

요통은 인류의 천적이다

요통은 인간이 두 다리로 직립보행을 시작하면서부터 생긴 병으로 추정된다. 인간의 척추뼈는 원래 경추(목 7개), 흉추(등 12개), 요추(허리 5개)의 3부위로 구성되며 옆에서 보면 S자형 곡선을 그린다. 이 S자 형태는 척추에 탄력과 유연함을 부여해 격렬한 운동을 해도 머리와 몸통을 안정적으로 지탱할 수 있게 하는데, 이와 동시에 요추에는 체중의 60%에 해당하는 부담이 가게 되었다.

그래서 운동 부족으로 인해 허리 주위의 근육이 쇠퇴하거나, 체중 증가, 잘못된 자세로 인한 척추의 변형과 같은 사소한 원인으로도 요추에는 큰 부담이 작용해 요통이 유발되는 것이다.

통증 중 가장 흔하다는 요통은 말그대로 남녀노소를 불문하고 누구에게나 나타날 수 있다. 그러므로 평소 요통이 생기지 않도록 생활하는 것이 중요하다. 이미 요통이 있는 사람은 129쪽에 소개된 요통 체조를 꾸준히 해서 통증이 악화되지 않도록 관리하자.

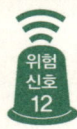

위험 신호 12 무릎 통증

· 가끔 무릎이 심하게 아프다!
· 젊었을 때부터 무릎에 부담을 주는 일을 많이 했어.
· 나잇살이 찐 것 같아.

그냥 내버려두면…

변형성 무릎관절증이 진행되어 걷지 못하게 될 수도 있다.

당신의 증상은?

62세의 주부입니다. 10년 전부터 무릎에 물이 차서 너무 아파 다리를 끌며 걷게 되었습니다. 아이가 어느 정도 자란 다음 취미였던 등산을 남편과 다시 시작한 것이 무릎에 꽤 부담을 준 것 같습니다.

몇 년 전 근처 정형외과에서 무릎관절염이라는 진단을 받고 계속 치료를 하고 있지만 상태가 좀 나아졌다 나빠지기를 반복하고 있습니다. 집에서는 무릎을 꿇고 앉거나, 쭈그려 앉지 못해 일상생활을 하는 데 상당한 지장을 받고 있습니다. 운동요법을 실시하면 조금은 상태가 좋아진다고 하니 앞으로 더 나이를 먹었을 때 고생하지 않도록 이제부터 꾸준히 할 생각입니다.

58세의 회사원입니다. 저는 이른바 나잇살이 쪄서 젊었을 때보다 체중이 20kg이나 늘었습니다. 그래서 무릎에 부담이 되었는지 때때로 무릎이 아파왔습니다. 그런데 작년 어느 날, 갑자기 걷지도 못할 정도로 극심한 통증이 찾아와 정형외과에 갔더니 변형성 무릎관절증이라는 진단을 받았습니다.

의사가 "체중을 줄이고 근육을 만들어야 합니다."라고 조언해 피트니스 센터에 등록했지만 거의 가지 못했습니다. 아내도 "지금 고치지 않으면 10년 뒤에는 드러누워 지내야 할 걸요."라고 말하며 저를 닦달하지만 이제 와서 변형성 무릎관절증을 고치는 일이 가능할까요? 나이가 들면 무릎이 나빠지는 게 당연하다고 생각하며 반쯤 체념한 상태입니다.

일본 내에서 중장년층의 무릎 엑스선 사진을 찍을 경우, 이상이 발견될 위험이 있는 사람은 약 2천5백만 명이나 된다고 한다. 그중 무릎에 통증을 느끼는 사람은 8백만 명에 달할 것으로 추정된다. 사례 1의 여성처럼 무릎이 아파서 생활의 질이 떨어진 사람 역시 꽤 많다. 아마도 사례 2의 남성처럼 무릎 통증은 나이를 먹으면 당연한 일이라며 치료를 단념한 사람도 있을 것이다.

무릎 통증의 원인 중 가장 높은 비율을 차지하는 변형성 무릎관절증을 질병으로 인식하게 된 것은 20세기부터다. 이전에는 단순한 노화현상으로 알고 있었지만 다양한 연구를 통해 무릎 관절의 연골이 닳아서 장애가 발생한다는 것을 알게 된 것이다.

변형성 무릎관절증이 진행되면 무릎 관절이 변형되어 극심한 무릎 통증이 유발된다. 그대로 방치하면 걷지 못하게 돼 휠체어를 타

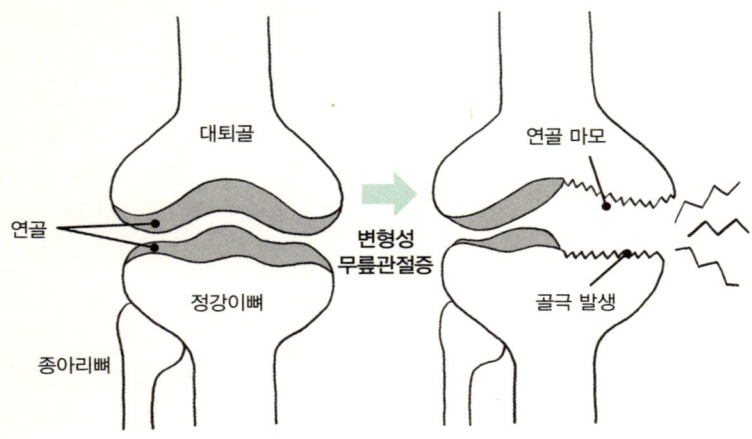

대퇴골

연골 마모

연골

변형성
무릎관절증

정강이뼈

골극 발생

종아리뼈

야 하거나 자리에서 일어나지 못할 수도 있다. 그러므로 사례 1의 여성이 걱정하듯이 75세부터 시작되는 후기 고령기에 고생하지 않도록 50~60대에 무릎 통증을 개선하도록 하자.

원인

**통증은 대부분 연골 마모가 원인이며,
특히 비만은 무릎 통증의 천적이다!**

변형성 무릎관절증에 걸리기 쉬운 유형은 따로 있으며, 잘못된 일상생활 역시 변형성 무릎관절증을 유발한다. 자신이 변형성 무릎관절증에 걸리기 쉬운 유형인지 다음을 통해 확인해보자. 해당 사항이 많을수록 위험하다.

✚ 변형성 무릎관절증은 어떤 병일까?

뼈와 뼈가 접하는 부분을 관절이라고 한다. 여기에는 연골이라는 매끄러운 조직이 있어 뼈의 양쪽 끝을 덮어 쿠션 역할을 함으로써 뼈와 뼈가 직접 부딪히지 않게 해준다. 무릎을 구부리고 펴는 동작을 쉽게 할 수 있는 것도 연골이 있기 때문이다.

그러나 관절의 연골은 두께가 겨우 3~4mm에 불과하다. 그리고 노화, 체중 증가, 운동이나 일로 인해 관절이 혹사당하면 연골은 점점 닳아 없어지기 시작한다. 또 남성에 비해 근력이 약한 여성이나 무릎의 특정 부위에 부담이 가해지는 O자 다리나 X자 다리인 사람은 변형성 무릎관절증에 걸릴 위험이 높다.

뼈가 마모되면 뼈와 뼈가 직접 닿게 되어 염증이 생기거나 뼈의 위치가 어긋나게 된다. 그리고 이러한 상태를 변형성 무릎관절증이라고 한다. 이 질환이 진행되면 극심한 무릎 통증이나 관절 변형이 나타난다.

실제로 무릎 통증은 변형성 무릎관절증으로 인한 경우가 가장 많다. 물론, 류머티스성 관절염, 반월판 연골 손상, 통풍(무릎에 발생하기도 한다), 대퇴골두 무혈성 괴사로 통증이 발생할 수도 있으니 먼저 정형외과에서 정확한 진단을 받는 것이 중요하다. 다음은 무릎 통증의 진행 정도를 자가 진단해보는 테스트이다.

증상을 체크하자!

☐ 아침에 일어나면 무릎이 굳어 있다. (A)

☐ 다리를 처음 움직일 때 무릎이 아프다. (B)

☐ 계단을 오르내릴 때 무릎이 아프다. (C)

☐ 무릎을 굽혔다 폈다 하기 힘들다. (D)

☐ 무릎이 아파서 걷기 힘들다. (E)

A, B에 해당하는 사람은 무릎에 크게 부담을 주지 않으면서 넓적다리 근육을 단련하는 운동요법을 실시하면 대부분 증상이 개선된다.

C, D, E에 해당하는 사람은 연골이 닳았거나 뼈 사이가 좁아졌거나, 뼈 자체에 문제가 생겼을 수 있다. 운동요법 외에 보존요법, 휴식과 안정, 약물·물리치료 등 비수술적인 치료나 수술을 해야 할 수도 있다. 일단 정형외과에 가서 진찰을 받아보자.

변형성 무릎관절증은 진행 정도에 따라 증상이 다르게 나타난다.

평소에 무릎이 아픈 사람은 진행 정도를 확인해보도록 하자. 특히 마모된 연골은 원래대로 회복되지 않기 때문에 중증으로 발전하기 전에 빨리 정형외과에 가서 진단을 받고 대책을 강구해야 한다.

대책 넓적다리 근육을 강화해서 무릎 통증을 개선하자.

무릎은 넓적다리뼈^{대퇴골}와 정강이뼈^{경골}를 연결하는 관절로 넓적다리의 근육인 대퇴사두근을 단련하면 무릎 통증이 개선되는 경우가 많다. 낫지 않을 것이라고 포기하지 말고 운동요법을 실시해보자.

다만 무릎 통증이 진행 중인 경우(자가 진단 항목에서 C, D, E에 해당하는 사람)에는 잘못된 방식으로 대처하면 증상이 악화될 수 있으니 의사의 진단부터 받아야 옳다.

여기서는 변형성 무릎관절증에 효과적이라고 알려진 4가지 운동을 소개한다. 무리하지 말고 자신에게 맞는 운동을 꾸준히 실시하자. 효과를 느끼려면 적어도 1개월은 지나야 하므로 인내심을 갖고 꾸준히 하도록 한다. 단, 무릎 통증이 심할 때나 무릎이 부어오르며 열이 난다면 중단하자.

다리 올리기 1

허리에 부담 없이 무릎 통증을 해소한다.
※ 1세트 : 좌우 각 20회

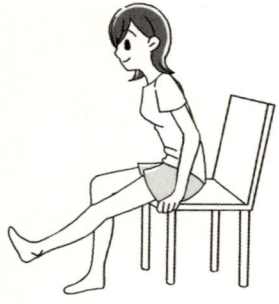

① 의자 앞쪽에 엉덩이를 걸치듯이 앉아 상체를 약간 앞으로 구부린다. 손으로 의자의 양쪽 가장자리를 잡는다.

② 한쪽 다리를 직각이 되도록 굽히고 다른 한쪽 다리는 쭉 펴거나 살짝 구부려서 앞쪽에 놓는다.

③ 관절을 이용하지 않고 허벅다리 근육의 힘을 이용해 발뒤꿈치를 바닥에서 10cm 정도 올린다.

포인트 무릎을 사용해 다리를 들면 관절에 부담을 주므로 주의한다.

다리 올리기 2

허리에 부담 없이 무릎 통증을 해소한다.
※ 1세트 : 좌우 각 20회

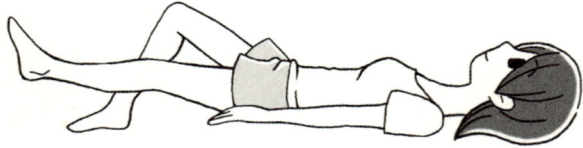

① 똑바로 누워서 한쪽 무릎을 세운다. 무릎을 세우면 허리에 부담이 가지 않는다. 무릎을 구부릴 수 없는 사람은 편 상태로 해도 괜찮다.

② 편 다리의 무릎을 구부리지 않고 바닥에서 10cm 올린다. 무릎이 펴지지 않는 사람은 구부린 채 해도 괜찮다. 그 상태에서 5초 동안 정지한 뒤 천천히 다리를 내려놓는다. 익숙해지면 가벼운 발목 모래주머니를 장착해 실시해도 효과적이다.

공 체조	내전군근을 강화해 O자 다리를 예방한다.

※ 1세트 : 좌우 각 20회

① 지름 약 20cm 가량의 공을 준비
   한다.
② 바닥에 앉아서 무릎을 약간 구
   부린 다음 허벅지 사이로 공을
   넣는다. 이때 공이 양 무릎에 닿
   지 않도록 한다. 공이 없을 때는
   단단한 쿠션이나 둥글게 만 수
   건을 사용해도 된다.
③ 허벅지에 서서히 힘을 주고 공
   을 세게 압박한 상태로 5초간 있
   다가 힘을 뺀다.

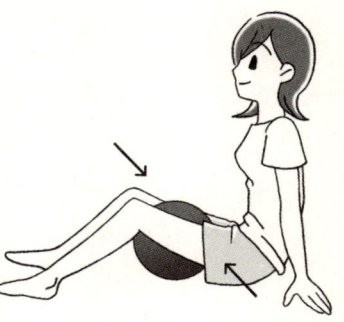

포인트	공을 허벅지로 들어 올리거나 무릎을 지나치게 구부리면 무릎이

불안정해진다. 공을 바닥에 둔 상태로 동작을 하자.

무릎 펴기	무릎 통증이 심할 때 효과적이다.

※ 1세트 : 좌우 각 20회

① 다리를 앞으로 쭉 펴고 바닥에 앉은 다음, 반으로
   접은 방석을 무릎 아래에 놓는다.
② 다리를 자연스럽게 살짝 구부리고 발뒤꿈치를 바
   닥에 댄다.
③ 한쪽 발뒤꿈치를 올리고 무릎을 편 상태에서 5초
   동안 정지했다가 천천히 돌아온다.

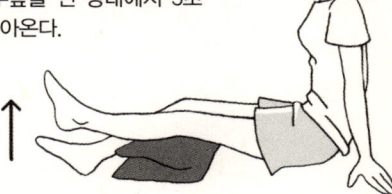

운동요법을 해도 통증이 나아지지 않으면
어떻게 해야 할까?

⇨ 약제 등을 이용한 보존요법이나 수술요법을 한다.

계단을 오르내릴 때 무릎이 아프거나 무릎을 구부렸다 폈다 하는 동작이 잘 안되며 통증이 점점 심해지면, 운동요법만으로는 개선되지 않을 수도 있다.

그때는 염증을 가라앉히는 비스테로이드성 소염진통제를 내복약이나 외용, 좌약 형태로 사용하거나 히알루론산Hyaluronic Acid : HA을 관절 내에 주사하는 보존요법을 실시한다. 또 무릎에 보호대를 착용해서 무릎을 보호할 수도 있다. O자 다리일 경우에는 신발에 밑창을 깔아서 높이를 조정해 무릎 한쪽으로 치우친 하중을 분산할 수도 있다.

이와 같은 보존요법으로도 증상이 개선되지 않으면 수술요법을 실시하기도 한다. 통증의 원인인 연골 조각을 제거하는 관절내시경 수술이나 O형 다리 때문에 무릎 안쪽의 통증이 심한 경우에는 근위경골절골술다리가 O형으로 휘어진 환자의 무릎 아래 경골 근위에 절골을 시행해 무릎을 X자형 다리로 만들어 무릎 내측에 집중되어 있던 무게를 외측으로 분산시켜 통증을 줄이는 수술을 시행한다. 증상이 더 심각해져 제대로 걷지 못하는 경우에는 인공관절치환술관절 전체를 새로운 관절로 바꾸는 수술을 고려하기도 한다.

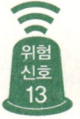

위험 신호 13 골다공증

· 젊었을 때 종종 식이요법 다이어트를 했어.
· 운동을 좋아하지도 않고, 요통도 있어.

그냥 내버려두면…

어느 날 갑자기 뼈가 부러져 자리에서 일어나지 못하게 되며,
인지장애가 올 수도 있다.

당신의 증상은?

사례 1

48세의 주부입니다. 작년부터 얼굴이 화끈거리고 붉어지는 안면홍조와 같은 갱년기 증상이 나타나서 얼마 전 산부인과에 가서 검진을 받았습니다. 여러 검사를 한 결과 골밀도가 동년배 여성에 비해 상당히 낮은 골다공증 직전 상태라는 말을 들었습니다.

갱년기 이후에 뼈가 약해진다는 것을 알고 있었지만 골다공증은 노인이나 걸리는 병이라고 생각했기 때문에 충격을 받았습니다. 젊었을 때 식이요법 다이어트를 한 것도 영향을 끼쳤을 것이라는군요. 이제 와서 후회해도 아무 소용이 없겠지요. 지금부터라도 뼈를 튼튼하게 하는 방법이 없을까요?

70세의 미용사입니다. 딸과 함께 자그마한 미용실을 운영하고 있습니다. 주로 서서 일하는 직업이라 오래전부터 요통에 시달렸는데 몇 년 전부터는 요통이 심해져서 높은 의자에 앉아서 일을 하고 있습니다. 집 근처에 있는 접골원에 정기적으로 다녀도 상태가 좋아지지 않아서 정형외과에서 진료를 받았습니다. 엑스선 검사와 골밀도 검사를 받았더니 골다공증이며 허리도 그 때문에 아프다는 진단을 받아 곧바로 약물요법을 실시했습니다. 골다공증에는 식사와 운동도 중요하다고 해서 뼈의 양이 더 줄어들지 않도록 조심하며 생활하고 있습니다.

고령자가 자리에 누워 일어나지 못하게 되는 원인 중 20%는 골절이라고 한다. 그중에서도 넓적다리의 대퇴골 골절이 문제가 된다. 대퇴골이 부러져서 드러누우면 뼈가 붙은 이후에도 혼자 힘으로 걷기 힘들다. 게다가 그로 인해 생활이 단조로워지다 보면 인지장애가 진행될 위험도 높다.

고령자에게 골절이 발생하는 것은 대부분 골다공증 때문이다. 골다공증으로 대퇴골 골절이 발생한 건수는 2007년 148,100명이나 되며 고령자 인구가 증가함에 따라 그 수도 점점 증가하고 있다.

골다공증이 발생하면, 매우 약한 정도의 충격을 받아도 뼈가 부러질 위험이 높다. 또한 골절이 되면 등과 허리에 통증이 나타나는 경우가 있는데 이러한 경우 일상적인 동작이 잘되지 않아서 행동반경이 좁아지며, 척추뼈가 압박되어 찌그러지는 압박골절도 쉽게 발생한다. 압박골절이 나타나면 등이 둥그렇게 굽으면서 내장도 압박되

기 때문에 식도, 위, 대장 등의 소화기관에 부담을 주어 역류성 식도
염에 걸릴 수 있다. 그렇게 되면 속쓰림, 소화불량, 변비 같은 증상에
시달린다.

여성은 남성보다 원래 뼈가 약하다. 그런데다 폐경이 되면 여성
호르몬이 급격히 저하되어 골밀도가 급격히 감소한다. 또한 사례 1의
여성처럼 젊었을 때부터 식이요법 다이어트를 하면 자연스레 칼슘 섭
취량은 낮아지게 된다. 또 난소 기능이 비교적 빨리 저하되기 때문에
여성 호르몬 분비량이 감소해서 결국 갱년기 뼈 건강에 영향을 미친
다. 근래에는 고령자뿐 아니라 중년 여성도 골밀도가 낮아져 문제가
되고 있다.

나이가 들어도 활동적으로 지내고 싶다면 특히 여성은 젊었을 때
부터 뼈 건강에 좋도록 영양 섭취에 신경을 쓰며, 갱년기 이후에는 골
다공증을 예방하는 것이 중요하다.

원인 폐경 후 여성 호르몬 감소가 주요 원인이지만
다이어트나 운동 부족도 적지 않은 영향을 미친다.

뼈를 구성하는 무기질의 함량은 의료기관에서 골밀도를 측정하거나
소변 검사나 혈액 검사를 하지 않으면 알 수 없다. 그렇다면 당신의
뼈 건강은 어떠할까? 다음 내용에 해당하는 항목이 많은 사람은 서둘
러 골밀도 검사를 받도록 하자. 이 중 3개 이상 해당하는 사람은 골밀
도가 낮을 위험이 있다.

✚ 골다공증은 어떤 병일까?

골다공증은 골밀도가 낮아져서 뼈가 약해지거나 골절이 일어날 위험이 높은 상태를 말한다. 주요 원인은 노화로, 특히 뼈의 양을 유지해 주는 여성 호르몬인 에스트로겐이 폐경 이후에 급속도로 감소해 발생한다. 젊은 여성 역시 다이어트와 운동 부족으로 골다공증이 되기도 한다. 최근 시행된 조사에서는 일본의 40세 이상 골다공증 환자는 1,280만 명이며 그중 여성은 980만 명, 남성은 300만 명을 차지했다.

또 부위별로 살펴보

연령별로 본 여성의 요추 골밀도

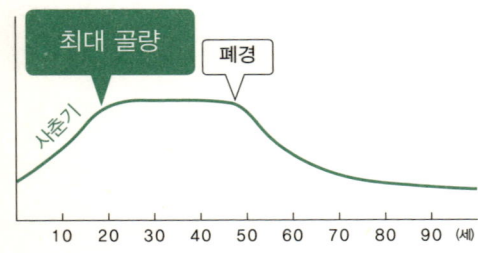

골다공증의 진행

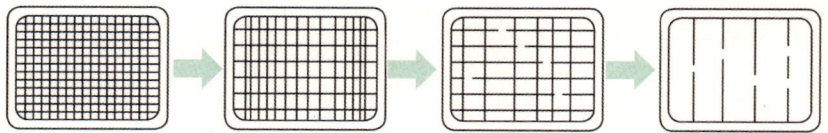

촘촘했던 골밀도가 점점 성글어져 가벼운 충격에도 골절될 위험이 높아진다.

면 팔이나 하지의 뼈보다는 척추뼈의 양이 현저하게 줄어드는 것으로 나타났다.

골밀도가 줄어들면 정글짐처럼 촘촘하게 얽혀 있던 그물망 구조가 무너져 정글짐의 기둥에 해당하는 골량骨梁이 소실되기 때문에 뼈 전체

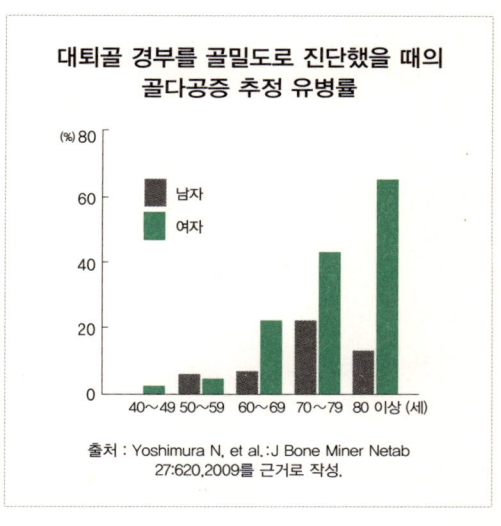

대퇴골 경부를 골밀도로 진단했을 때의 골다공증 추정 유병률

출처 : Yoshimura N, et al.:J Bone Miner Netab 27:620,2009를 근거로 작성.

가 약해진다. 초기 단계에는 아무 증상이 없어서 모르다가 사소한 충격에 골절되거나 요통이 생겨서 골다공증이 있다는 사실을 알게 되는 경우도 있다.

일단 줄어든 뼈의 양을 다시 늘리기는 어렵지만 더 이상 감소하지 않게 할 수는 있다. 골다공증은 본인이 알아차리기 어려운 병이므로 증상이 나타나기 전에 예방하는 것이 좋다. 특히 갱년기 이후의 여성은 식사와 운동 등 생활습관을 개선해 골다공증을 예방하도록 하자.

✚ 칼슘 흡수율이 높은 식품을 먹는다

골밀도를 유지하는 데 칼슘은 꼭 필요한 영양소다. 그러나 일본인과 한국인은 만성적으로 칼슘 부족 상태인 경우가 많다. 일본 후생노동성이 제시한 하루에 최소한 섭취해야 하는 칼슘양(소요량)은 600mg으로 다른 나라에 비해 상당히 낮은 편이다. 그럼에도 이 기준치조차 달성하지 못하고 있는 것이 현실이다. '골다공증 치료 가이드라인'에 의하면 칼슘섭취 권장량은 800mg이다. 참고로 한국의 식품의약품안전청이 고시한 1일 칼슘권장량은 성인 남녀 700mg, 폐경기 여성은 800mg, 임산부는 1,000mg이다.

우리가 섭취한 칼슘의 일부는 체내에 흡수되고 일부는 소변으로 배출된다. 칼슘이 장에서 흡수되는 비율과 소변으로 배출되는 비율은 개인차가 있지만 대략 1일 560mg의 칼슘을 음식으로 섭취한다고 가정했을 때 우리 몸에 남아 있는 칼슘은 0이다. 즉 하루 동안 섭취하는 600mg의 칼슘은 체내에서 거의 흡수되지 못한다는 말이다. 하루 800mg을 섭취해야 비로소 매일 25mg의 칼슘이 체내에 남는 셈이다. 그러므로 칼슘을 많이 함유한 식품을 효율적으로 섭취하자.

칼슘이 많이 함유된 식품

식품명		100mg당 칼슘의 량	1회 섭취량	1회당 칼슘의 량
우유 · 유제품	프로세스 치즈	830mg	1조각(20g)	166mg
	탈지유	1,100mg	2큰술(12g)	132mg
	저지방 우유	130mg	1컵(210g)	273mg
어패류	마른새우	7,100mg	1큰술(8g)	568mg
	미꾸라지	1,100mg	10마리(80g)	880mg
	빙어(중)	450mg	5마리(75g)	338mg
콩 · 콩 제품	콩 · 검정콩	224mg	1/2컵(50g)	112mg
	콩가루	188mg	1/2컵(50g)	94mg
	두부	181mg	1모(500g)	905mg
채소류 · 해조류	말린 톳	1,400mg	2큰술(10g)	140mg
	소송채	170mg	1/3단(100g)	170mg
	순무 잎	250mg	1뿌리(50g)	125mg

출처 : 일본식품표준성분표(5번째 개정판), 과학기술청 자원조사회

✚ 비타민 D와 마그네슘 양도 뼈에 영향을 미친다

뼈를 튼튼하게 하려면 칼슘뿐 아니라 비타민 D와 마그네슘 같은 영양소도 섭취해야 한다.

비타민 D의 하루 소요량은 성인이 100IU^{2.5㎍}이다. 주로 어패류

비타민 D가 많이 함유된 식품

(1μg=40IU)

식품명	100g당 비타민 D의 양	1회 섭취량	1회당 비타민 D의 양
연어	22μg(880IU)	1조각(100g)	22μg(880IU)
장어구이	19μg(760IU)	1꼬치(100g)	19μg(760IU)
꽁치	19μg(760IU)	1마리(100g)	19μg(760IU)
벤자리	15μg(600IU)	1마리(100g)	15μg(600IU)
가자미	13μg(520IU)	1조각(100g)	13μg(520IU)

출처 : 일본식품표준성분표(5번째 개정판), 과학기술청 자원조사회

에 많이 함유되어 있으며 비타민 D가 많이 함유된 식품을 먹으면 쉽게 필요량을 채울 수 있다. 비타민 D가 간이나 신장에서 활성형 비타민 D로 변화해 장에서 칼슘을 흡수하는 것을 돕기 때문이다. 한국의 경우, 비타민 D의 하루 권장량은 0~50세 사이 200IU, 51~70세 사이 400IU, 71세 이상 600IU이다. 비타민 D는 연어, 등푸른생선, 우유, 달걀노른자, 버터, 표고버섯에 많이 들어 있다.

마그네슘도 뼈를 건강하게 하는 영양소다. 마그네슘의 하루 섭취량은 약 300mg으로 칼슘 섭취량과 2 대 1의 비율로 섭취하는 것이 가장 바람직하다. 마그네슘은 현미와 콩류, 견과류에 많이 함유되어 있으며, 참고로 미국의학협회 식품영양위원회의 마그네슘 권장량은 성인 남성이 350mg, 여성이 280mg이다. 한편 인Phosphorus(뼈를 이루는 주요 성분)이 함유된 과자나 인스턴트식품, 탄산음료를 지나치게 섭취하지 않도록 주의하자. 인은 몸에 필요한 영양소이지만 과다 섭취하면 칼슘이 소변으로 배출되는 것을 촉진하고 장에서 칼슘이 흡수되는 것을 방해한다.

마그네슘이 많이 함유된 식품

식품명	100g 당 마그네슘의 양	1회 섭취량	1회당 마그네슘의 양
현미	110mg	50g	55mg
낫토	100mg	50g	55mg
콩	220mg	20g	44mg
굴	74mg	60g	44mg
참깨	370mg	9g	33mg

출처 : 일본식품표준성분표(5번째 개정판), 과학기술청 자원조사회

✚ 적절하게 뼈에 부하를 주는 운동을 한다

뼈에 부하를 주는 운동을 하면 골밀도가 높아진다. 여성의 경우 폐경 이후 급격하게 뼈가 약해지므로 가능한 한 폐경 전부터 꾸준히 운동해 뼈의 양을 늘리도록 노력하자.

그러나 운동하는 습관이 없는 사람이 갑자기 무리하게 운동을 하면 관절이나 근육을 다치거나 부상을 입을 수 있다. 특히 무거운 것을 들어 올리는 운동, 몸을 세게 비트는 운동, 넘어질 위험이 있는 운동을 할 경우에는 각별히 조심해야 한다. 운동은 되도록 매일 하는 것이 좋지만 어렵다면 주 2~3회 정도는 하도록 하자.

골다공증이 의심스러우면
어느 과에서 진료를 받아야 할까?

⇨ 최근에는 정형외과 외에 내과와 산부인과에서도 골다공증을 치료한다.

골다공증이 되면 허리나 등에 통증이 생기기 때문에 정형외과에서 진단을 받고 치료하는 사람이 많다. 하지만 요즘에는 내과나 산부인과에서도 골다공증을 치료하는 경우가 종종 있다. 물론 칼슘 섭취 조절과 갱년기 장애 치료도 함께한다. 병원에 따라 골다공증을 치료하는 진료과가 다를 수 있으니 진료를 받으려는 병원에 미리 문의해보는 것이 좋다.

골다공증 치료는 식이요법과 운동요법을 하면서 약물요법도 병행한다. 골다공증이 되면 뼈가 쉽게 부러지니 운동을 하면 안 된다고 생각하는 사람도 있다. 그러나 뼈는 적당한 힘(주로 체중)이 가해져야 그 강도가 유지되는 특징이 있으므로 골다공증인 사람도 운동을 해야 한다. 물론 강도가 센 운동을 할 필요는 없고 산책이나 쇼핑, 집안 청소 등 일상적인 동작을 하는 수준에서 운동을 하면 된다.

또한 골절을 예방하는 대책도 세워야 한다. 고령자는 낮은 문턱에 걸려 넘어져도 뼈가 부러질 수 있다. 전기 코드나 방석, 책 등에 걸려 넘어지지 않도록 집 안을 정리하고 계단이나 화장실, 욕실에는 손잡이를 설치하는 것이 바람직하다.

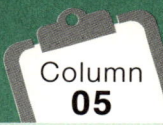

우리 몸은 어떻게 해서 골다공증에 걸릴까?

인간의 몸을 구성하는 여러 물질 중에서 유독 뼈는 큰 변화를 겪지 않는 것처럼 보인다. 그러나 뼈는 오래된 부분이 녹는 골흡수와 그곳에 새로운 뼈가 만들어지는 골형성의 과정을 매일 반복한다. 그리고 골다공증은 뼈가 녹는 양과 새로 뼈가 만들어지는 양의 균형이 무너지면 발생한다.

성장기에는 골형성 시의 양이 골흡수 시의 양보다 많기 때문에 몸이 자랄 때 뼈도 함께 자란다. 성장이 멈출 무렵에는 골형성과 골흡수가 균형 잡힌 상태가 된다. 그러나 나이를 먹어 신진대사가 저하되면 골형성과 골흡수의 활동이 약해지며 골다공증에 걸리게 된다. 이를 제2형 골다공증 또는 노인성 골다공증이라고 하며 70세 이후의 남녀 노인에게 발생한다.

한편 여성은 폐경 이후에 골형성을 촉진하는 여성 호르몬이 감소해 골흡수가 골형성보다 많아져 골다공증에 걸리기 쉽게 된다. 이를 제1형 골다공증 또는 폐경 후 골다공증이라고 하며 갱년기 이후(51~65세)의 여성에게 많이 나타난다. 여성은 남성보다 뼈의 양이 적기 때문에 증상이 표면화되기 쉬우니 더욱 주의해야 한다.

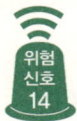

위험 신호 14 요실금 · 빈뇨

· 배에 힘을 주면 소변이 흘러.
· 아, 갑자기 소변이 마려워.
· 밤에 자다가 소변이 마려워서 자꾸 깨네.

그냥 내버려두면…

집에서만 생활하면 운동 부족으로
요실금이 악화되는 악순환에 빠진다.

당신의 증상은?

> **사례 1**

56세의 주부입니다. 35세에 셋째 아이를 출산한 뒤부터 배에 조금만 힘을 줘도 소변이 흘러나오게 되었습니다. 하지만 그때는 증상이 저절로 없어 졌고 기침이나 재채기를 하거나 크게 웃었을 때 소변이 흘러나온 적이 있 지만 1년에 몇 번이어서 크게 신경 쓰지 않았습니다. 그런데 50대에 들어 서자 소변이 흘러나오는 횟수가 늘고, 무거운 물건을 들어 올리거나 조금 만 빨리 달려도 소변이 흐르게 되었습니다.
또 요의를 참지 못하기도 합니다. 저보다 5살 위인 언니에게 말했더니 "나 도 그래. 나이를 먹어서 그런 거니까 할 수 없지."라고 말하더군요. 항상 패드를 해야 하고 가족이나 친구와 함께 외출하는 것도 주저하게 됩니다.

이제 나이를 먹었으니 정말 어쩔 수 없을까요?

사례 2

회사에 다니는 60세 남자입니다. 요즘 들어 잠을 자다가 화장실에 가고 싶어서 밤중에 두세 번씩 깨는 일이 잦아졌습니다. 하지만 막상 소변을 봐도 양이 별로 많지 않습니다. 다시 잠자리에 들지만 한동안 잠을 이루지 못하고 뒤척거리느라 아침에 개운한 기분으로 일어나지 못해서 힘이 듭니다. 친한 친구에게 이야기했더니 그 친구도 밤중에 종종 화장실에 간다고 합니다. 그리고 낮에도 갑자기 요의를 느껴서 화장실로 뛰어가지만 그 사이에 소변이 새는 경우도 있다고 털어놓더군요. 나이 먹는 게 싫다는 말이 절로 나옵니다. 문제가 해결될 것 같지 않아 체념한 상태입니다.

사례 1은 아이를 낳은 여성에게 많이 나타나는 요실금이다. 그러나 사례 2처럼 남성에게도 요실금이 발생한다는 점을 기억해두자.

요실금은 자신의 의지와 무관하게 소변을 보게 되는 질병이다. 다른 사람에게 말하기 부끄러워서 혼자 고민하는 사람도 적지 않다. 성인 여성의 3명 중 1명은 소변을 참지 못한 경험이 있다고 하니 결코 특이한 증상이 아니며, 주로 출산이나 노화로 인해 발생한다.

요실금이 빈번하게 발생하면 사례 1의 여성처럼 항상 패드를 착용하게 된다. 또 소변이 새서 창피하다거나 다른 사람이 소변 냄새를 맡으면 어떻게 하나 걱정되어 외출이 두려워진다. 이처럼 의기소침해져 집에서만 생활하면 운동량이 감소해서 근육이 서서히 쇠퇴한다.

근육 중에는 배뇨 기능과 관련이 있는 골반저근이라는 중요한 근육이 있다. 이 근육이 어떤 작용을 하는지 자세한 내용은 요실금의 원

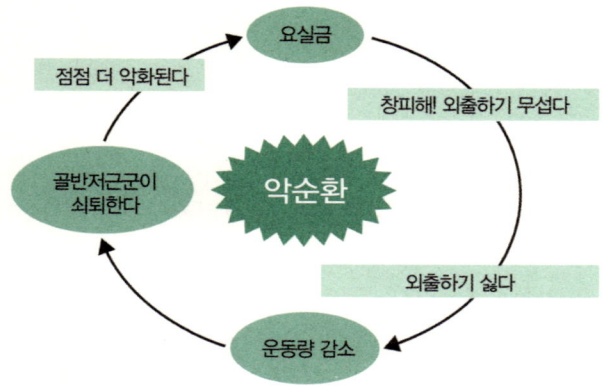

리를 설명할 때 나오지만 출산이나 노화로 기능이 저하된 골반저근이 더욱 쇠약해져 요실금이 악화되는 악순환을 반복하게 된다.

또 요실금이 있는 사람은 밤중에 몇 번씩 화장실에 가고 싶어지는 야간 빈뇨 증상이 나타나기도 한다. 일본의 도호쿠대학 의학부 비뇨기과 연구팀은 '밤중에 화장실에 가는 횟수가 많은 고령자일수록 사망률이 높다'는 충격적인 조사결과를 발표했다. 연구에 따르면 밤중에 화장실에 가는 횟수가 1회 이하인 사람을 1이라고 할 경우, 2회인 사람은 사망률이 1.59배, 3회인 사람은 2.34배, 4회 이상인 사람은 3.60배까지 올라간다고 한다. 밤중에 몇 번씩 잠에서 깨서 충분히 수면을 취하지 못해 지병이 악화되는 사람도 있고 화장실에 가다가 넘어져서 뼈가 부러져 자리보전하다가 사망하는 사람도 있다고 한다.

야간 배뇨횟수와 사망률
(1회 이하인 사람을 1이라고 한 경우)

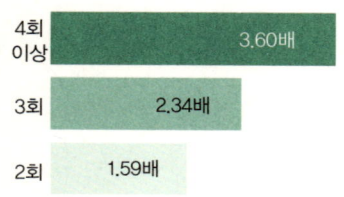

출처 : 일본 도호쿠대학 연구팀

그렇다고 해서 밤중에 화장실에 갈까 봐 자기 전에 물을 마시지 않는 것도 위험하다. 탈수현상이 일어날 수 있으며 탈수로 인해 혈액의 점도가 높아져 혈관이 막히게 돼 뇌경색이나 심근경색이 발병할 위험이 커진다. 이처럼 요실금은 '나이를 먹으면 자연스럽게 생기는 병이니 어쩔 수 없다'고 방치해선 안 되는 증상이다.

원인 골반저근이 쇠퇴해서 생기는 복압성 요실금과 방광이 과민하게 활동해서 생기는 절박성 요실금으로 나뉜다.

그렇다면 어떻게 대처하면 좋을까? 요실금은 2가지 유형으로 나뉜다. 먼저 자신의 증상이 어느 유형에 속하는지 아는 것이 중요하다. 당신의 요실금은 어느 때 일어나고 어떤 상태인지 다음을 보며 체크해보자.

증상을 체크하자!

- [ ] 기침이나 재채기를 하거나 크게 웃었을 때 (A)
- [ ] 무거운 물건을 들어 올렸을 때 (B)
- [ ] 비탈길을 내려올 때 (C)
- [ ] 갑자기 요의가 느껴지고 화장실 가는 도중에 소변이 샌다. (D)
- [ ] 화장실에 가도 소변의 양이 적다. (E)
- [ ] 밤중에 2회 이상, 낮에 8회 이상 화장실에 간다. (F)

A, B, C에 해당되는 내용이 있는 사람은 복압성 요실금일 가능성이 높다.

D, E, F에 해당되는 내용이 있는 사람은 절박성 요실금일 가능성이 높다.

✚ 증상에 따른 요실금의 원인

배에 힘이 들어가면 소변이 나오는 유형 – 복압성 요실금

이 유형은 골반저근이 약해져서 일어난다. 골반저근은 골반의 바닥에 있는 근육으로 방광과 자궁, 대장을 받쳐주는 역할을 한다. 정상일 경우에는 이 근육이 꽉 조여져 있으므로 방광에서 소변이 새지 않지만, 골반저근이 약해지면 배뇨 시 소변을 제어할 수 없고 배에 약간만 힘이 들어가도 소변이 샌다.

골반저근이 약해지는 원인은 대부분 출산과 노화 때문이다. 그중에서도 출산의 영향이 더 큰 것으로 나타났다. 출산 경험이 없는 100명 중 복압성 요실금을 앓는 사람은 전체의 5%였지만 첫 출산을 경험한 100명 중에는 10%, 출산 횟수가 많은 사람 100명 중에서는 20%나 되었다. 출산 횟수가 많은 사람은 요실금이 될 가능성이 높다는 말이다.

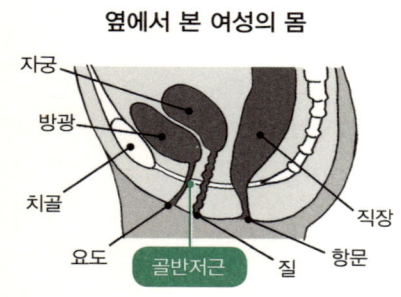

옆에서 본 여성의 몸

자궁
방광
치골
요도
골반저근
질
직장
항문

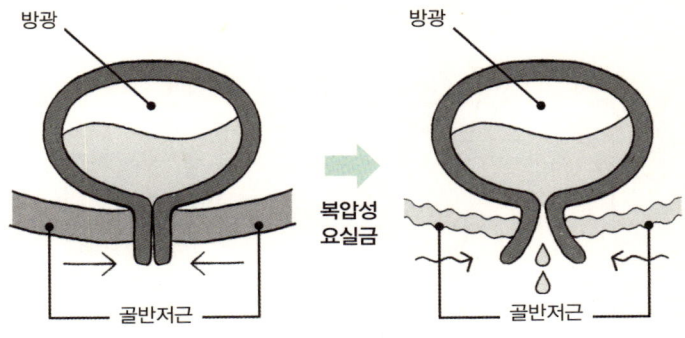

방광

방광

복압성
요실금

골반저근

골반저근

방광이 과민하게 활동해서 소변이 새는 유형 – 절박성 요실금

이 유형은 신경에 이상이 생겨서 방광이 과민하게 활동하는 것(과민성 방광)이 원인이다. 보통은 500mL 정도의 소변이 방광에 모이면 요의를 느끼지만 과민성 방광인 경우에는 100~200mL 정도만 모여도 요의를 강하게 느낀다. 그래서 밤낮없이 화장실에 들락거리는 빈뇨 증상이 발생하거나 갑자기 화장실에 가고 싶어지고 도중에 소변이 새는 경우도 적지 않다.

과민성 방광은 남녀 모두에게 동일한 빈도로 발생한다. 남성은 전립선비대증이 원인인 경우도 많다. 나이가 들어감에 따라 전립선이 비대해져 소변이 모이는 방광 용량이 줄어든 것이다. 그러면 소변이 새는 증상 말고도 화장실에 몇 번씩 가고 싶어지는 빈뇨가 나타난다.

또한 배뇨할 때 시간이 걸리거나 소변 줄기가 약해지는 증상도 나타난다. 남성에게도 소변에 관한 장애는 무시할 수 없는 중대한 문제다.

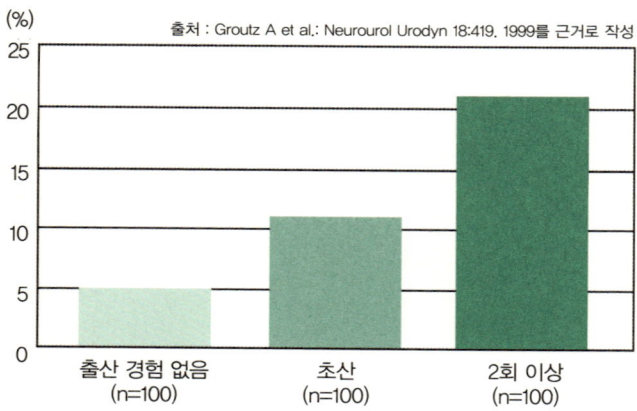

출산 횟수와 요실금

(%)
출처 : Groutz A et al.: Neurourol Urodyn 18:419, 1999를 근거로 작성

가로축: 출산 경험 없음 (n=100) / 초산 (n=100) / 2회 이상 (n=100)

- 임신 중 요실금 약 40%
- 출산 8주 뒤 요실금 약 40%
- 출산 6개월 뒤 요실금 4명 중 1명(첫 출산일 때)

> ### 대책
> **증상이 가벼우면 골반저근 체조로 스스로 치유할 수 있다.**

당신은 어느 유형의 요실금에 속하는가? 요실금은 복압성 요실금과 절박성 요실금이 섞인 복합성 요실금도 있다. 그러나 어느 유형에 속하든 걱정하지 않아도 된다. 2가지 유형 모두 증상이 가벼우면 스스로 치유할 수 있기 때문이다.

　요실금이 발생하는 원인을 바르게 이해하고 있는 당신이라면 이미 답을 알고 있을 것이다. 약해진 골반저근을 강화해서 소변이 배출되는

골반저근 체조

초급자 수준

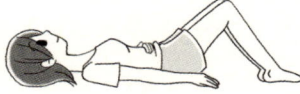

① 그림처럼 눕는다. 처음에는 똑바로 누워도 좋다.

② 방귀를 참는 기분으로 항문을 조인다. 또는 화장실에서 소변을 다 본 후처럼 요도에 힘을 준다.

③ 10초간 힘을 주었다가 힘을 빼고 30초간 쉰다. 하루에 10회씩 한다.

포인트 항문을 조이는 근육은 요도를 조이는 근육과 연동해서 수축한다.

중급자 수준

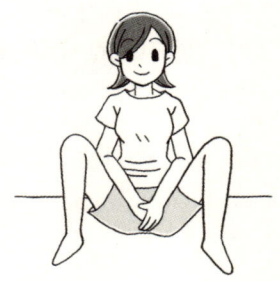

① 바닥에 앉아 벽에 몸을 기댄다.

② 앉은 자세에서 초급자 수준 체조 ①~③을 10회씩 반복한다.

상급자 수준

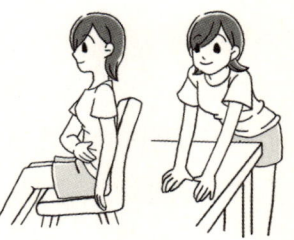

초급자 수준 ①~③의 체조를 일상생활에서 틈틈이 한다. 출퇴근길이나 회의 중에도, 심지어 요리를 하면서도 할 수 있다.

포인트 주변 사람들 모르게 골반저근을 훈련할 수 있다.

근육을 꽉 조이면 된다. "골반 밑에 있는 근육을 어떻게 강화하라는 거지?"라는 의문이 들겠지만 골반저근 체조는 아주 간단하다. 바닥에 눕거나 앉은 상태에서도 골반저근을 단련시킬 수 있다.

　　사람마다 약간씩 다를 수 있으나 보통 소개하는 골반저근 체조를 매일 10회씩 하면 2~3주 후에는 효과가 나타난다. 그러니 '나이가 들면 어쩔 수 없는 일'이라고 포기하지 말고 초급자 수준부터 꾸준히 해보자.

Tip

골반저근 체조를 했지만 효과가 없을 때는 어떻게 할까?
⇨ 약물요법이나 수술요법을 실시하자.

골반저근 체조를 해도 요실금과 빈뇨 증상이 나아지지 않을 때는 방광 주위에 있는 근육의 수축을 통제하는 약을 이용해서 치료할 수 있다. 특히 절박성 요실금은 효과가 좋은 편이다.

다만 남성이 전립선비대증 때문에 요실금이 심한 경우에는 전립선을 절제하는 수술로 요실금과 빈뇨 증상을 완치할 수 밖에 없는 경우도 있다.

한편 복압성 요실금을 치료하는 방법으로 인체에 무해한 특수 테이프로 요도를 지지해서 소변이 새지 않게 하는 TVT수술이라는 치료법이 있다. 이 수술을 받으면 국소마취를 하고 2~3일간 입원을 해야 하며, 약 1cm 정도의 흉터가 하복부에 세 군데 정도 남는다.

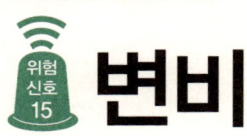

변비

· 4일 이상 변을 보지 못했어.
· 배가 팽팽하고 약간 아프네.

그냥 내버려두면…

두통, 불면, 피부 트러블, 식욕부진, 현기증을 유발하며,
장애성 변비는 대장암이 원인일 수도 있다!

당신의 증상은?

사례 1

53세의 주부입니다. 젊었을 때부터 불규칙한 생활을 하면 곧잘 변비에 걸렸고 출산 후에는 만성적인 변비에 시달렸습니다. 일주일이나 변을 보지 못하는 경우도 있고 항상 배가 팽팽하고 복통이 심해서 아무것도 하지 못할 때도 있습니다. 몇 년 전부터 파트타이머로 일을 하고 있는데 이른 아침에는 출근하느라 느긋하게 화장실에 갈 여유가 없습니다. 매일 변의를 참는 생활을 반복했더니 이제는 변이 장 속에 쌓이는 느낌은 들어도 변의가 거의 느껴지지 않습니다. 변비가 있으면 복통 외에도 피부가 거칠어지고 살이 찌며, 대장암에 걸릴 수 있다고 해서 지금은 정기적으로 변비약을 복용합니다. 하지만 변비약을 계속 먹으면 복용하는 양이 점점 늘어난다고 해 걱정입니다. 이런 식으로 계속 지내도 괜찮을까요?

사례 2

59세의 회사원입니다. 몇 년 전에 몸이 좋지 않아 입원한 뒤부터 만성적인 변비에 시달렸습니다. 지금은 식욕도 없고 두통과 불면증 때문에 일에 집중을 할 수 없습니다. 병원에서 퇴원을 한 뒤 부서 이동이 있었습니다. 하루 종일 책상 앞에서 일하느라 운동도 못하는데 아마 이것도 변비와 관련이 있겠지요. 변을 보려고 하루에도 몇 번씩 노력하지만 효과가 거의 없습니다. 지병으로 식사 조절을 해야 해서 변비에 좋은 식품을 제대로 먹을 수도 없고 스트레칭처럼 몸에 부담을 주는 동작도 할 수 없는 상태입니다. 변비를 해소하는 좋은 방법이 없을까요?

일본의 후생노동성에서 실시한 조사에 따르면 일본 인구의 약 479만 명이 변비로 고생한다고 한다. 변비는 남성보다 여성에게 훨씬 더 많고 나이가 들수록 증가했다. 어떤 조사에서는 여성 중 40%가 변비라는 통계가 나온 적도 있다. 사례 1과 같은 고민을 하고 있는 여성이 결코 드물지 않다는 말이다.

일본내과학회는 '3일 이상 배변을 하지 못하거나 매일 배변을 해도 잔변감이 있는 상태'를 변비라고 정의한다. 그러나 3일 이상 변을 보지 못하는 것은 하나의 기준일 뿐이고, 일반적으로는 자연스러운 배변 습관이 흐트러져 변이 오랫동안 장 속에 머물러서 불쾌감을 느끼는 상태를 변비로 본다. 변을 보는 주기는 체질과 환경에 따라 다르며 4일에 한 번 화장실에 가도 불쾌하지 않으면 변비가 아니다.

한편 사례 2와 같이 요양생활을 한 뒤 여러 생활상의 제약 때문에

일본인의 변비와 설사 빈도

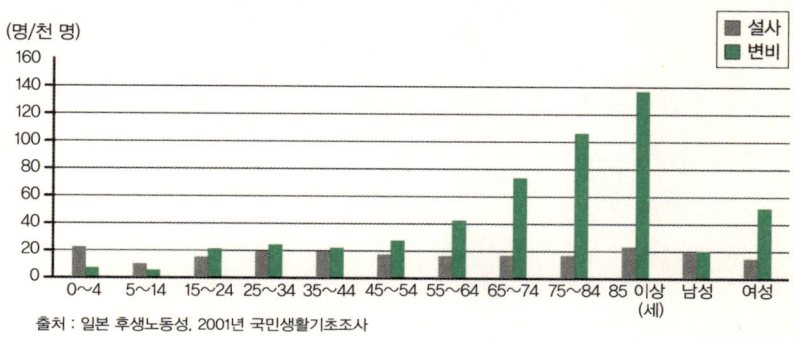

출처 : 일본 후생노동성, 2001년 국민생활기초조사

변비가 되는 사람도 적지 않다. 사례 2의 남성만큼 만성화되지 않아도 변비가 있으면 일상생활에서 심한 불쾌감을 느낀다. 또한 나이를 먹을수록 장의 움직임이 약해져서 변비가 습관이 되기도 하니 변비가 오래 지속될 때는 주의해야 한다.

변비가 생기면 복통이나 압박감, 잔변감 외에도 나른함과 초조감, 피부 트러블, 식욕부진, 현기증, 두통, 불면증이 생긴다. 변비는 흔한 질환이라는 생각에 내버려두면 일상생활에 지장이 생길 수도 있다. 또한 변비 때문에 피가 섞인 변을 본다면 중대한 질환이 있는 것일 수도 있다. 그러니 변비약에만 의존하지 말고 의료기관에서 진단을 받아보자.

**변비는 장의 상태에 따라 3가지 유형으로 분류된다.
변비의 원인을 알면 변비를 해소하는 방법도 알 수 있다.**

변비가 만성화되면 여러 증상이 나타난다. 자신의 생활습관을 살펴보면 변비 유형을 파악할 수 있으므로 다음을 통해 당신의 변비가 어떤 유형인지 확인해보자.

증상을 체크하자!

☐ 4일 이상 변을 보지 못하는 경우가 많다. (A)

☐ 항상 배가 빵빵하다. (B)

☐ 식이섬유 섭취량이 많지 않다. (C)

☐ 운동을 거의 하지 않는다. (D)

☐ 변의를 참는 경우가 많다. (E)

☐ 변비약을 복용하는 경우가 있다. (F)

☐ 피가 섞인 변을 보기도 한다. (G)

A, B, G에 해당하는 사람은 변비 유형 1이 의심된다.

A, B, C, D에 해당하는 사람은 변비 유형 2가 의심된다.

A, B, E, F에 해당하는 사람은 변비 유형 3이 의심된다.

✚ 유형에 따른 변비의 원인

변비는 대장의 통과 장애, 대장의 운동 기능 장애, 직장의 배변 기능 저하의 3가지로 나뉜다.

유형 1 – 대장 일부 생긴 통과 장애로 인해 발생하는 변비

장의 관에 종양이나 협착이 나타나서 장의 일부분이 가늘어지면 변이 통과하지 못해 변비가 생긴다. 대장암, 대장 협착, 치질 등이 원인이며 내버려두면 상태가 심각해질 수 있으니 즉시 전문의료기관에서 진료를 받아야 한다.

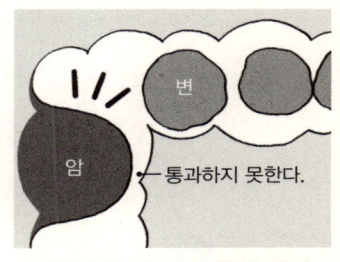

대장 일부에 생긴 통과 장애

변비에 걸리면 자신의 변을 잘 관찰해보고 변에 피가 섞여 있으면 반드시 병원에 가도록 하자. 이 유형의 변비는 의학적으로는 기질성 변비(대장암 등 대장에 구조적으로 이상이 생겨서 나타나는 변비)라고 불린다.

유형 2 – 대장의 연동 운동 장애로 인해 발생하는 변비

우리가 섭취한 음식물은 일단 흡수되었다가 대장의 강한 연동 운동을 통해 항문으로 운반된다. 그런데 장의 움직임이 약해지거나 장에 경련이 일어나면, 변이 장을 통과하지 못하고 그대로 쌓여서 변비가 된다. 식이섬유 부족, 운동 부족, 스트레스가 원인이며 딱딱한 변이나 토끼똥 같은 변을 보게 된다. 이런 유형의 변비는 의학적으로 기능성 변비라고 부른다.

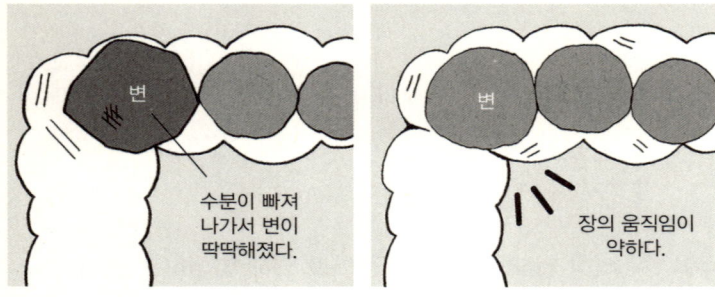

대장의 연동 운동 장애

수분이 빠져나가서 변이 딱딱해졌다.

장의 움직임이 약하다.

유형 3 - 자연스러운 배변습관이 깨져서 발생하는 변비

직장에 변이 쌓이면 변의가 뇌에 전달되고 뇌의 지시에 따라 항문의 괄약근을 넓혀서 배변을 하게 된다. 반대로 당장 배변할 수 없을 때는 대장의 연동 운동을 중지하고 괄약근을 조이는 움직임을 한다. 이 유형의 변비는 변의를 참는 습관이 있거나 변비약 남용, 빈번한 관장으로 인해 생긴다. 이 유형의 변비도 기능성 변비에 속한다.

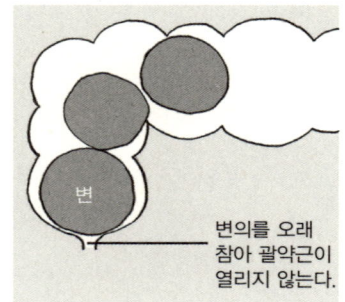

변의를 오래 참아 괄약근이 열리지 않는다.

배변 습관에 의한 장애

✚ 여성이 변비에 잘 걸리는 이유

앞서 말했듯이 변비는 여성에게 훨씬 흔하다. 이유는 무엇일까? 일단 여성은 복근의 힘이 약해서 배변할 때 힘을 주기 어렵다. 그리고 힘을 주었다 해도 골반이 넓어서 그 힘이 직장까지 전달되기 힘든 신체적

배변의 원리

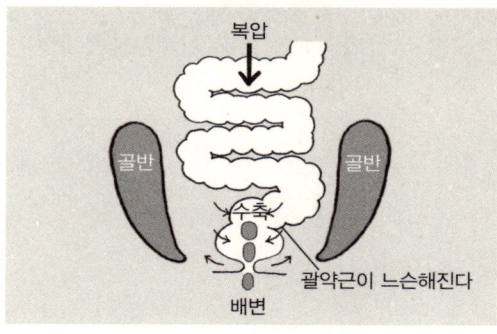

복압

골반   골반

수축

괄약근이 느슨해진다

배변

변의와 장의 움직임

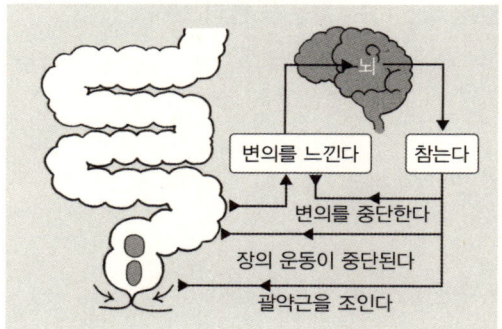

뇌

변의를 느낀다   참는다

변의를 중단한다

장의 운동이 중단된다

괄약근을 조인다

구조를 타고났다. 또 여성은 다른 사람이 있을 때 변의를 느끼면 부끄러워서 배변을 하지 않고 참는 경향이 있다. 그런 일이 반복되면 배변 리듬이 깨지고 배변반사가 둔화된다. 그뿐 아니라 다이어트를 하느라 식사를 충분히 하지 않아 변의 양이 적어지고 장의 움직임이 약화된 여성 역시 많다.

여성호르몬의 일종인 황체호르몬도 변비와 깊은 관련이 있다. 이 호르몬은 체내에 수분을 축적하는 성질이 있기 때문에 변에 함유된 수분이 감소하게 된다. 그래서 황체호르몬 분비가 왕성한 생리 전이나 임신 중에 변비에 걸리기 쉬운 것이다.

대책 식사와 운동으로 변비를 개선할 수 있다.
변비를 예방하는 배변법을 실천하도록 하자.

운동 부족이나 식이섬유 부족 등 생활습관이 원인일 경우에는 평소에 조금씩 노력하면 증상이 눈에 띄게 호전된다. 일상생활에서 지킬 수 있는 3가지 변비 예방법을 소개한다.

장의 움직임을 촉진하는 운동을 한다

평소에 운동 부족인 사람은 걷기 운동만 해도 효과가 있다. 다음에서 소개하는 장의 연동 운동을 촉진하는 요가나 체조도 변비에 효과적이다. 오른쪽 그림을 보며 복근을 강화하는 동작을 해보자.

식이섬유와 수분을 충분히 섭취하자

변비를 예방하기 위해서는 식이섬유가 들어 있는 채소를 많이 먹는 것을 상식으로 알고 있으나 모든 채소가 변비에 효과가 있는 것은 아니다. 토마토와 오이, 양상추와 같은 채소에는 식이섬유가 많지 않다. 오히려 변비 예방에 효과적인 식품은 낫토나 두부 같은 콩류다. 예를 들어 양상추 100g에 들어 있는 식이섬유량은 1.1g이지만 낫토는 6.7g이나 된다(참고로 두부 100g당 식이섬유 함유량은 2.5g이다. 채소와 콩류를 비교하면 같은 양일 때 콩류에 식이섬유가 6~7배나 많이 함유되어 있다). 또한 변의 수분을 유지하려면 물, 우유, 채소 주스를 충분히 섭취해야 한다. 그러나 술이나 카페인이 들어간 커피, 홍차, 녹차는 오히려 변의 수분을 감소시킨다.

갓난아이 자세

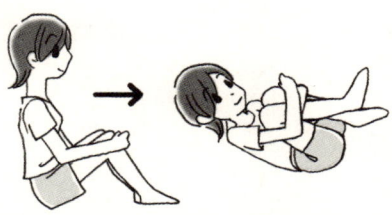

① 숨을 들이쉬면서 무릎을 세우고 앉는다. 오른손으로 왼쪽 다리를, 왼손으로 오른쪽 다리를 잡아 종아리를 감싼다.

② 몸을 뒤로 눕히고 턱을 당긴 뒤 그대로 숨을 내쉬면서 배에 힘을 주어 다리를 잡아 당긴다. 잠시 그 자세로 정지한다.

허리 올리기 체조

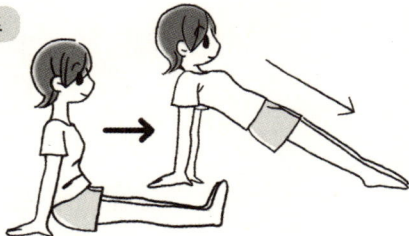

① 두 다리를 뻗고 앉아서 양손을 뒤로 짚는다.

② 어깨에서 발끝까지 일직선이 되도록 허리를 올린다. 그 상태로 15초간 정지했다가 천천히 ①의 자세로 돌아간다.

V자 만들기 체조

① 두 다리를 뻗고 앉아서 양손을 뒤로 짚는다.

② 복근을 의식하며 다리를 천천히 올린다. 그 상태로 30초 정지한 뒤 천천히 ①의 자세로 돌아간다.

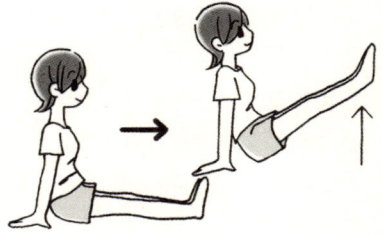

그 밖에 변비에 좋은 식재료에는 마늘, 사과, 식초가 있다. 최근에는 백미白米와 탄산음료가 변비에 효과적이라는 연구결과가 나왔다. 반대로 과일에 있는 포도당이나 감에 함유된 탄닌이라는 성분은 변을 딱딱하게 만들어 지사제의 원료로도 쓰인다.

배변습관을 들인다

하루에 한 번 매일 같은 시간에 화장실에 가서 배변을 하는 습관을 들이자. 변비가 너무 심하면 변비약을 이용하는 것도 한 방법이다. 또한 배변할 때의 자세나 힘을 주는 방법에 문제는 없는지도 살펴보자.

Tip

변비를 예방하는 배변법

변비를 예방하려면 배변할 때 지나치게 힘을 주지 말아야 한다.

① 자세 : 상체를 약간 앞으로 숙이고 두 팔꿈치를 허벅지 위에 놓는다.
→ 직장과 항문이 알맞은 각도가 되어서 변이 원활하게 직장으로 이동한다.
② 힘 주는 법 : 복근에만 힘을 준다.
→ 몸 전체, 특히 어깨와 등에 힘을 주지 않도록 주의한다. 이때 뒤꿈치를 바닥에 대지 않고 20° 정도 들어 올리면 복근의 힘이 장에 쉽게 전달된다.

오랜 변비로 이상 증상이 나타나면
어떻게 해야 할까?
⇨ 이상이 있다고 느끼면 소화기내과를 찾아가자.

어떤 유형의 변비든 증상이 심하거나 혈변이 나올 경우에는 대장암이나 대장 협착 같은 중대한 질환이 있을 위험이 높으므로 병원의 내과, 소화기내과에서 진단을 받아야 한다.

이와 관련해서 '변비가 있는 사람은 대장암에 걸린다'는 말을 한 번쯤은 들어보았을 것이다. 변에 들어 있는 유해물질이나 발암성 물질이 오랫동안 장 점막에 붙어 있기 때문에 암이 발생한다고 생각하는 것이다. 그러나 변비가 있다고 해서 대장암을 걱정할 필요는 없다.

2007년에 발표된 일본 후생노동성의 보고에 따르면 변비인 사람과 변비가 아닌 사람 사이의 대장암 발병률에는 뚜렷한 차이가 없었다. 이는 40~69세 사이의 남녀 약 6만 명을 1993년부터 평균 7년 동안 추적 조사한 결과이다.

사실 변비의 정의는 하나의 기준일 뿐으로 매일 변을 보지 않으면 불편한 사람도 있고 일주일에 2번 정도 변을 봐도 편안한 사람도 있다. 다시 말해 일상생활에서 변화가 생기거나 이제까지 없었던 통증이나 증상이 나타났을 때 주의하면 된다. 그때는 신속하게 병원에 가서 진단을 받아보자.

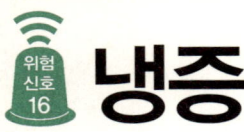

냉증

· 손발이 차서 잠을 잘 수 없어!
· 냉기를 느끼진 않지만 몸 여기저기 상태가 좋지 않아.

그냥 내버려두면…

수족냉증뿐 아니라 방광염, 위장염, 불면증,
우울감, 감염증 등에 시달릴 수 있다.

당신의 증상은?

사례 1

40세의 회사원입니다. 20대부터 종종 손발이 차다고 느꼈지만 그때는 대수롭지 않게 여겼습니다. 하지만 35세를 넘어가자 손발의 끝 부분이 감각이 없을 정도로 차가워졌습니다. 여름에는 회사 냉방이 너무 세게 느껴집니다. 옆자리의 동료는 덥다고 하는데 저는 머플러를 두르거나 옷을 껴입곤 해서 창피하고 우울합니다. 요즘에는 될 수 있는 한 몸을 따뜻하게 하고 차가운 음식을 피하지만 증상은 크게 개선되지 않습니다.
한약을 먹어보라는 사람도 있지만 효과가 있을지 몰라 망설여집니다. 냉증 때문에 병원에 찾아가는 것도 왠지 엄살을 부리는 것 같은데, 어떻게 하면 좋을까요?

52세의 회사원입니다. 30년 넘게 직장생활을 해오면서 많은 변화를 겪었지만, 요 몇 년간 회사 내 구조개혁과 격무에 시달려 항상 피곤한 상태입니다. 아무리 바빠도 건강만큼은 자신이 있었는데 나이 탓인지 불면과 어깨결림, 요통이 생겼고 몸 이곳저곳 상태가 좋지 않아 우울합니다. 건강검진에서 특별히 나쁜 수치가 나오진 않았습니다. 하지만 항상 몸이 안 좋다 보니 일에 집중할 수 없어서 생각지도 못한 실수를 저지르기도 합니다. 이대로 두면 안 되겠다는 생각이 들면서도 회사생활을 하면서 발생하는 어쩔 수 없는 일이라며 포기한 상태입니다.

얼마 전에 잡지에서 남성도 냉증으로 몸이 안 좋아질 수 있다는 기사를 읽었습니다. 저는 손발이 차진 않지만 더위에 약하고 찬 음료도 자주 마시며 밤에는 냉방을 세게 하고 자는 습관이 있는데 이러한 습관이 몸 상태에 영향을 미친 걸까요?

사례 1의 여성은 말초혈관에 따뜻한 혈액이 전해지지 않아서 손발이 차다고 느끼는 전형적인 냉증이다. 이는 수족냉증, 즉 사지말단형 냉증에 속하며 손발 외에 허리 부근이나 복부 등 하반신에 냉기를 느끼는 것이 일반적이다.

이러한 냉증은 여성 특유의 질환으로 생각하기 쉽지만 의류 회사인 유니클로가 2010년에 실시한 '하반신 냉증에 관한 실태조사'(20~50대 남녀 4백 명을 대상으로 실시)에 따르면 여성의 92%, 남성의 71%가 하반신에 냉기를 느낀다고 답했다.

그중에서도 눈길을 끄는 것이 있는데 바로 숨은 냉증, 즉 내장형 냉증이다. 사례 2의 남성처럼 손발은 시리지 않지만 불면, 어깨결림,

요통 등 어딘지 모르게 몸이 좋지 않다고 느낀다. 냉증은 고혈압이나 당뇨병처럼 검사 수치 기준이나 지표가 없기 때문에 알아차리기 힘들다. 그래서 많은 이가 몸이 좋지 않아도 나이를 먹어서 그런 것이라고 생각하고 체념한다. 또한 의료기관을 찾아가서 냉증 때문에 괴롭다고 호소해도 대부분 원인을 발견하지 못해서 이렇다 할 대책을 세우지 못하고 혼자 힘들어하는 사람이 많다.

그러나 냉증을 내버려두면 혈액순환이 악화되어 방광염이나 위장염, 어깨결림, 요통, 부종 등 다양한 병을 유발한다. 자율신경의 균형이 무너져 불면증, 우울감 같은 증상이 나타나기도 한다. 또한 체온이 1℃ 내려가면 백혈구 기능이 30% 저하된다는 말이 있듯이 만성적인 냉증이 있는 사람이 감기나 독감에 걸리면 잘 낫지 않고 악화되기 쉽다. 그만큼 가볍게 보아서는 안 되는 증상이라는 뜻이다.

냉증의 종류

식품명	주요 증상	특징
일반적인 냉증	손발이 시리다.	손발의 혈관에 따뜻한 피가 전해지지 않아 손발이 차게 느껴진다.
숨은 냉증	• 불면, 어깨결림, 요통 등 • 방치하면 혈행이 악화되어 방광염 위장염, 우울감 등이 생긴다. 또한 면역력이 저하되어 감기나 독감에 잘 걸린다.	• 손발이 시리다는 느낌은 없다. • 내장에 냉증이 생긴다. • 가벼운 증상이 많지만 원인을 몰라서 오랫동안 환자를 괴롭힌다.

일반적인 냉증은 손발이 차가워지기 때문에 자신에게 냉증이 있다는 것을 알아차릴 수 있지만 숨은 냉증은 증상이 나타나지 않는 경우가 많다. 혹시 당신에게도 숨은 냉증이 있는 것은 아닌지 다음을 통해 확인해보자.

증상을 체크하자!

☐ 복통이나 설사를 자주 한다.

☐ 화장실에 자주 가고 싶다.

☐ 눈이 피로하고 현기증이 난다.

☐ 의욕이 나지 않거나 권태감을 느낀다.

☐ 초조하거나 우울해지는 일이 있다.

해당하는 항목이 많을수록 숨은 냉증일 가능성이 높다.

간단한 숨은 냉증 자가 진단법

기상 후 겨드랑이에 손을 끼우고 체온을 느낀다. 그다음 배와 허벅지를 만져서 겨드랑이 체온과 비교한다. 겨드랑이보다 차갑다면 숨은 냉증일 수 있다.

✚ 냉증의 원인은 평소 생활에 있다

냉증은 여름철 냉방 때문에 생기기도 하고, 차가운 음식 섭취, 자율신경 불균형 등에 의해 생기기도 한다. 냉증은 구체적으로 어떤 병일까?

냉증이 생기는 원인에는 2가지가 있다. 하나는 혈액순환이 원활하지 않아 몸 중심부에서 생산되는 열을 몸의 끝까지 운반하지 못하는 경우이다. 예를 들어 날씨가 춥거나 교감신경이 흥분하면 혈관이 수축해 혈액의 흐름이 정체된다. 반대로 신경이 이완되어서 부교감신경이 작동하면 혈관이 확장되어 혈액이 몸의 말단까지 전달된다. 다시 말해 자율신경의 움직임이 쇠약해지면 혈액이 정체되어서 몸이 차게 느껴지는 것이다. 이러한 상태에서는 손발이 차가운 일반적인 냉증뿐 아니라 숨은 냉증도 잘 걸린다.

또 하나는 체내에서 생산되는 열이 적어서 냉증이 되는 경우가 있다. 인간의 몸은 생명활동을 할 때 열을 생산한다. 예를 들면 운동을 하면 근육이 활동해 열이 발생한다. 또 식사를 하면 식품을 분해할 때 열이 발생한다. 즉 운동량이 감소하거나 식사량이 부족하면 충분한 열을 생산하지 못한다. 그 밖에도 호르몬의 균형이 깨지는 경우가 있다. 예를 들어 여성 호르몬 분비가 저하되거나 리듬이 깨지면 냉증에 걸릴 수 있다.

✚ 여성의 냉증과 남성의 냉증

냉증은 주로 여성이 겪는 질환이지만, 남성 또한 냉증에 걸릴 수 있다. 남성의 냉증은 보통 스트레스가 원인이다. 스트레스를 받으면 교감신경이 흥분해서 혈관이 수축되고, 혈액의 흐름이 정체되어 냉증이 되는 것이다.

여성의 경우는, 신체적으로 근육량이 적고(몸이 생산하는 열의 70%는 근육이 만든다) 피하지방(피하지방은 한번 차가워지면 좀처럼 따뜻해지지 않는다)이 많기 때문이다. 그리고 몸을 꽉 조이는 옷을 자주 입는 것도 원인이다.

대책 평소의 생활습관을 조금만 바꾸면 된다.
누구나 할 수 있는 간단한 방법을 실천해보자.

아침 식사를 거르지 말고 몸을 따뜻하게 만드는 음식을 섭취하자

아침을 챙겨 먹게 되면 몸을 따뜻하게 만드는 데 효과가 있다. 아침을 거르면 공복상태로 있는 시간이 길어져 열을 생산하지 못하게 된다. 또 음식을 꼭꼭 씹어서 먹도록 한다. 잘 씹는 행위는 음식물이 침에 들어 있는 소화효소와 충분히 섞여 위장으로 가게 만들어 열의 원료가 되는 영양소 흡수율을 높이기 때문이다.

몸을 따뜻하게 하는 음식과 차게 하는 음식을 균형 있게 섭취하는 것도 중요하다. 몸을 따뜻하게 하는 음식은 추운 지역에서 많이 나는데, 생강, 파, 마늘, 곤약, 우엉이 여기에 해당한다. 특히 생강은 냉증을 개선하는 데 적합한 식품이다. 생강에 함유된 쇼가올shogaol과 진저론gingerone 성분이 혈액의 흐름을 개선해 몸을 따뜻하게 만들기 때문이다. 반대로 몸을 차게 하는 음식은 따뜻한 지역에서 많이 난다. 여름의 제철 채소나 콩이 여기에 해당한다. 그 밖에도 과자와 초콜릿도 몸을 차게 만든다.

40℃ 전후의 물에서 느긋하게 목욕을 하자

몸을 따뜻하게 하려면 뜨거운 물로 목욕해야 한다고 생각하기 쉽지만 뜨거운 물은 오히려 좋지 않다. 40℃ 전후의 물에 15~20분 정도 몸을 담그자. 이때 심장에 부담을 적게 주는 반신욕을 하면 더욱 좋다. 또한 입욕 중에 손발의 관절을 스트레칭하거나 무릎 뒤쪽과 발을 주무르는 것도 냉증을 해소하는 데 효과적이다.

몸을 조이지 않으면서 따뜻한 옷을 입자

추운 날에는 장갑, 양말, 목도리, 복대 등을 착용하면 열을 덜 뺏긴다. 특히, 피부 바로 아래에 굵은 혈관이 있는 목, 겨드랑이 아래, 아랫배와 접한 허벅지 주변 샅굴이 차가워지지 않게 하는 것이 좋다. 그리고 몸을 꽉 조이는 옷은 혈액순환을 방해하니 피하도록 하자. 이 부분이 차다면 일회용 손난로로 따뜻하게 해주자.

운동으로 혈액순환을 원활하게 만들자

몸에서 발생하는 열의 70%는 근육에서 만들어진다. 운동을 해서 근육을 움직이는 것은 냉증을 해소하는 효과적인 방법이다. 또 근육의 70%는 허벅지 같은 하반신에 집중되어 있으므로 그림처럼 허벅지 근육을 쓰며 자전거 타는 자세 체조를 30~40회 하면 좋다.

냉증에 효과적인 한방의학

한약을 이용해 냉증을 치료하는 것도 좋은 방법이다. 서양의학에서는 병의 원인을 파악해 제거함으로써 증세를 개선하지만, 한방의학은 인체를 하나의 네트워크로 생각해 몸 전체의 균형을 잡아줌으로써 증상을 개선한다. 그래서 원인 모를 냉증 같은 경우는 한방의학이 더 효력을 발휘하는 경우가 많다.

한방에서는 환자마다의 증상, 체력, 체질 등을 고려해 종합적으로 평가하고 맞춤형으로 치료하게 된다.

냉증 개선을 위해 노력했지만 몸이 계속 좋지 않으면 어떻게 해야 할까?

⇨ 내과 전문의에게 진단을 받아보자.

심한 냉증으로 검사를 받아보면 심각한 질환을 발견하는 경우도 적지 않다. 예를 들어, 심부전증이 있는 사람은 심장이 약해 손발이 차다. 또한 폐쇄성 동맥경화증이 있는 사람도 다리 동맥이 경화되어 몸이 찰 수 있다. 손가락 끝이 하얘지고, 양쪽 손가락의 온도 차가 심하면 이 질환을 의심할 수 있다. 빈혈로 인한 적혈구 부족도 손발이 차며, 갑상선 기능 저하증도 신진대사를 떨어뜨려 몸을 차갑게 만든다.

이밖에도 다양한 질병이 유발되거나, 이미 발병했을 수 있으니 증상이 심각하다면 내과 전문의를 찾자.

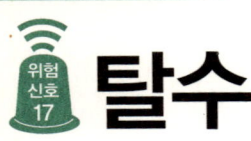

위험
신호
17

탈수

· 땀이 날 정도로 운동하지도 않았는데 머리가 아프네.
· 겨울 아침에 조깅을 했더니 구역질과 경련이 났어!

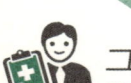

그냥 내버려두면…

추운 겨울에도 두통, 구역질 등 탈수 증상이 발생한다.
모르고 방치하면 뇌경색, 심근경색으로 진행될 수 있다.

당신의 증상은?

사례 1

45세의 주부입니다. 저는 테니스클럽에서 일주일에 한 번씩 테니스를 합니다. 장마철이던 6월 어느 날, 아침부터 보슬비가 내려 오늘 레슨은 못할 줄 알았는데 클럽에 도착하니 비가 그쳐서 레슨을 받았습니다. 그날은 스포츠드링크가 없어서 녹차로 수분을 보충했으며, 생각보다 덥지 않았고 땀도 별로 흘리지 않아 나중에는 수분을 보충하는 것을 잊어버리고 말았습니다. 그런데 연습이 끝날 무렵에 구역질이 나고 서 있을 수 없는 상태가 되었습니다. 직원이 달려와 몸을 식혀주고 스포츠드링크를 마시면서 좀 쉬었더니 몸이 회복되었습니다. 아마도 탈수가 원인인 것 같습니다. 이번 일을 겪으며 수분 공급이 얼마나 중요한지 실감했습니다.

52세의 회사원입니다. 평소에는 퇴근 후 동료와 술을 한잔하고, 아침에는 건강을 생각해서 조깅을 하는 것이 습관화되어 있습니다. 추운 겨울의 어느 날 아침, 평소대로 조깅을 하며 집으로 돌아왔는데 머리가 아프고 구역질이 나며 다리에 경련이 일어났습니다. 이런 일은 처음이어서 깜짝 놀랐습니다. 얼마 전에 건강검진을 받을 때 의사에게 이런 일이 있었다고 말했더니 의사는 "아침에 조깅하면 탈수 현상이 일어나서 아주 위험합니다."라고 말했습니다. 예상했던 진단과 달라 놀랐는데, 정말 그럴 수 있나요?

사례 1의 여성처럼 습한 장마철에도 기온이 상승하면 수분이 몸에서 배출되어 탈수 상태가 되기도 한다. 그러나 탈수 증상은 땀을 많이 흘리는 여름에만 발생하는 것이 아니다. 겨울에는 공기가 원래 건조한데다 난방을 하기 때문에 습도가 낮아져 더욱 건조해진다. 따라서 피부표면에서 소실되는 수분량이 늘어나서 탈수 증상이 오기 쉽다. 사례 2의 남성은 추운 겨울이니까 괜찮을 거라고 생각했지만 탈수는 계절에 상관없이 항상 주의해야 한다.

일본 코카콜라가 집계한 데이터를 봐도 피부에서 소실되는 수분은 겨울이 훨씬 많고 수면 중에 소실되는 수분량도 겨울에 더 많다. 탈수 증상이 심하면 두통, 발열, 구토, 근육 경련이 일어나며 중대한 질환이 발병할 위험도 있다. 특히 겨울 탈수 증세는 본인이 알아차리기 어려워 뇌경색이나 심근경색을 유발할 위험이 높으니 더욱 주의해야 한다.

겨울철 경피 수분 손실량

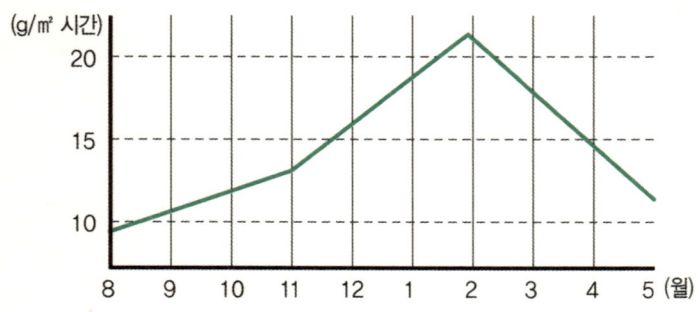

건강한 여성 80명(20~50세)을 대상으로 조사

겨울철 수면 중 수분 손실량

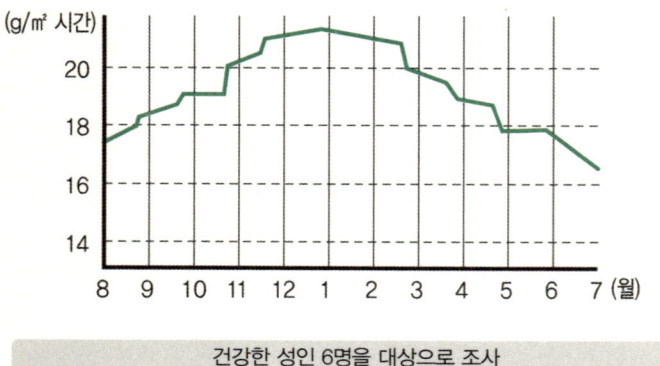

건강한 성인 6명을 대상으로 조사

출처 : 〈알아두어야 할 수분 보급〉, 일본 코카콜라

- 겨울에는 땀을 많이 흘리지 않아서 갈증을 느끼지 못한다. 그래서 여름보다 적게 수분을 보충하는 경향이 있다.
- 온도가 내려가면 몸에서 배출되는 수분이 증가한다.

잘 알려지지 않은 겨울철 탈수는 어떤 사람에게 일어나기 쉬울까? 다음과 같은 생활습관이 있는 사람은 주의해야 한다. 다음을 통해 항목이 있는지 확인해보자.

증상을 체크하자!

☐ 겨울에는 수분을 잘 섭취하지 않는다.

☐ 자기 전에는 수분을 별로 섭취하지 않는다.

☐ 난방, 전기장판, 전기담요 등의 온도를 높게 설정한다.

☐ 방에 가습을 하지 않는다.

☐ 술을 마시거나 마신 뒤에 수분을 섭취하지 않는다.

해당하는 항목이 많을수록 겨울에 탈수 증상을 일으키기 쉽다.

✚ 겨울철 탈수의 원인

우리의 몸속, 더 자세히 말해서 혈관과 세포 안은 수분으로 가득 차 있다. 유아는 체중의 80%, 성인은 체중의 60%, 노인은 체중의 50%의 수분이 몸속에 저장되어 있는데, 보통 체중의 2%, 즉 체중 50kg인 사람이 1L의 수분을 잃으면 '목이 마르다'는 지령이 뇌에서 떨어진다.

여름에는 땀을 잘 흘리므로 이 지령이 신속하게 나오지만 겨울에는 서서히 탈수되기 때문에 갈증이 느껴지지 않아 제때 수분을 공급하지 못하는 경우도 많다. 그래서 겨울에는 탈수 증상이 자신도 모르는 사이에 진행될 가능성이 있는 것이다.

✚ 탈수증이 발생하면 왜 위험할까?

탈수는 말 그대로 몸속의 수분이 감소하는 상태를 말한다. 아무 증상이 나타나지 않아도 체내의 수분이 감소하는 것을 탈수라고 하며 이는 탈수증과는 다르다. 탈수증이란 몸속의 수분이 줄어들어서 생기는 증상으로 목이 마르며, 더 심해지면 두통과 구역질, 근육 경련 같은 증상이 나타난다. 근육 경련은 몸속의 수분이 감소함에 따라 미네랄 농도, 특히 식염농도가 함께 감소해서 일어난다.

수분은 몸속에서 많은 역할을 하기 때문에 수분이 다량으로 소실되면 위험한 상태에 이르기도 한다. 앞서 말했듯 겨울의 탈수는 뇌경색이나 심근경색을 일으킬 위험이 높으니 여름보다 더 무서울 수 있다.

탈수가 진행되면 체내 수분이 적어지고 혈액이 농축되어 끈끈해지며 혈관 속에 혈전이라는 핏덩어리가 쉽게 생긴다. 특히 밤중, 취침 전에 수분을 섭취하지 않고 자면 다음 날 아침에 일어났을 때 혈액은 매우 끈끈해져 있다. 그때 마침 기온까지 낮아져 혈압이 급격하게 변하는 히트쇼크Heat shock(급격한 온도변화로 혈압이 갑자기 올라가거나 내려가는 현상)가 일어나면 뇌경색이나 심근경색이 일어날 위험이 높아진다.

대책 수분을 자주 보충해서 히트쇼크를 예방하자.

✚ 자주 수분을 공급하자

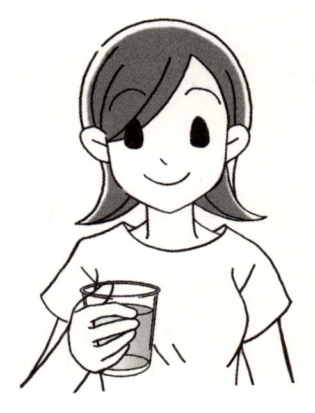

앞에서도 말했듯이 탈수 증상으로 문제가 되는 것은 여름뿐 아니라 겨울도 마찬가지다. 그러니 겨울에도 수분을 자주 보충해주어야 한다. 목이 마를 정도로 탈수가 되었을 때는 염분이 함유된 스포츠드링크를 마시자.

또 고령자의 경우, 밤중에 자다 말고 화장실에 갈까 봐 자기 전에 물을 마시지 않는 사람이 많은데, 이는 바람직하지 않은 행동이다. 밤중에 수분을 섭취하지 않으면 탈수가 쉽게 일어나기 때문이다. 또한 고령자는 목마름을 감지하는 기능이 퇴화되고 일반 성인보다 탈수가 빨리 일어나기 때문에 더욱 주의해야 한다.

또 술을 마실 때도 수분 보충에 신경을 써야 한다. 술은 수분 보충과 아무 상관이 없다. 오히려 술은 이뇨작용이 있어서 몸속의 수분을 소변으로 바꾸어 소변량을 늘리므로 술을 마실 때는 탈수가 되지 않도록 물을 함께 마시도록 하자.

✚ 히트쇼크를 예방하는 방법

가장 위험할 때는 아침 외출 시이다. 자는 동안 탈수 상태가 되었는데 수분을 보충하지 않고 추운 실외로 나가면 교감신경이 흥분해서 혈관이 수축되고 혈압이 크게 오른다. 이와 같은 변화는 뇌경색이나 심근경색을 유발한다. 그러므로 먼저 잠자리에 들기 전과 아침에 일어났을 때는 반드시 수분을 섭취해 혈전이 생기지 않도록 하자. 또한 외출할

목욕 시 혈압의 변화

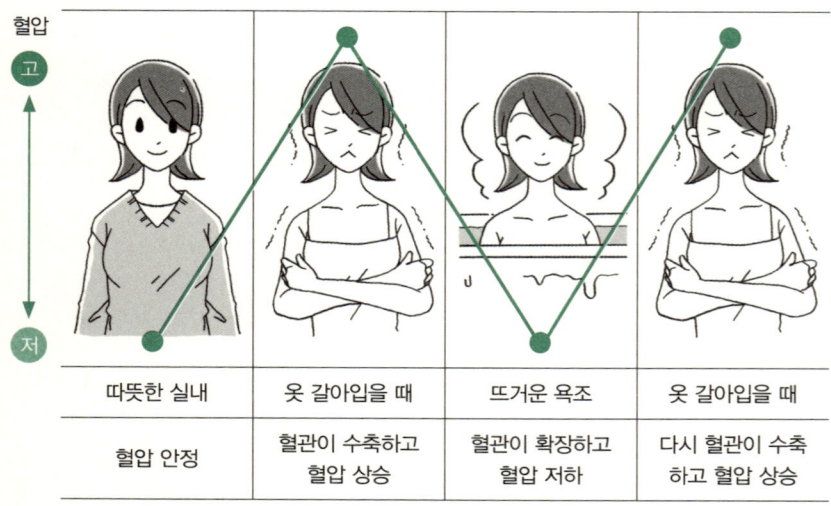

혈압 고 ↕ 저	따뜻한 실내	옷 갈아입을 때	뜨거운 욕조	옷 갈아입을 때
	혈압 안정	혈관이 수축하고 혈압 상승	혈관이 확장하고 혈압 저하	다시 혈관이 수축하고 혈압 상승

때는 따뜻한 복장으로 온도 차를 최소화해서 혈압이 급격하게 변하지 않도록 해야 한다.

그다음으로 위험한 상황은 목욕할 때이다. 욕실에 들어가기 전후에 옷을 벗었을 때 히트쇼크를 일으킬 수 있다. 목욕탕에 들어가면 혈관이 확장되고 혈압이 일시적으로 내려가지만 옷을 갈아입으러 밖으로 나오면 혈관이 수축해서 혈압이 올라간다. 이렇게 순식간에 혈압이 변하는 것은 몹시 위험한 일이다. 또한 목욕을 너무 오래 해도 체내의 수분이 감소하고 혈액이 끈끈해져 뇌경색이나 심근경색이 발생할 수 있다.

탈수는 왜 여성에게 더 잘 일어날까?

근육은 수분 함유량이 많고, 피하지방은 수분 함유량이 적다. 이러한 특성상 근육이 많고 피하지방이 적은 남성보다 근육이 적고 피하지방이 많은 여성에게 탈수 증상이 더 잘 일어난다.

아침에 하는 조깅은 위험하다?

많은 이들이 아침에 조깅을 하면 건강에 좋다고 생각한다. 하지만 젊었을 때라면 별문제가 없지만 나이가 들면 아침에 일어나자마자 조깅을 하는 것은 심근경색이나 뇌경색을 일으키는 원인이 되기도 한다. 따라서 조깅을 할 때는 먼저 수분을 충분히 섭취하고 옷을 따뜻하게 입고 준비운동을 충분히 하도록 하자.

탈수증이 발생하면 어떻게 해야 할까?

탈수증이 일어나면 소변량이 줄고 피부가 눈에 띄게 건조해지며 두통, 구역질, 설사, 발열, 근육 경련 등의 다양한 증상이 일어난다. 현기증이 생기고 의식이 희미해졌다면 탈수증이 심각한 상태이니 그 즉시 구급차를 불러야 한다. 고령자나 몸 상태가 좋지 않은 사람에게 탈수증상이 일어났을 때는 스스로 수분을 섭취할 수 있으면 좋지만 그렇게 할 기력이 없거나 지쳐서 의식이 희미하다면 링거를 맞아서 수분을 공급해야 한다. 이때에는 응급실에 가거나 단골 병원의 의사에게 진료를 받는 것이 가장 좋다.

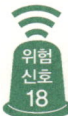

꽃가루 알레르기

위험
신호
18

· 매년 같은 시기에 계속해서 재채기와 콧물에 시달려.
· 눈이 너무 가려워.

그냥 내버려두면…

꽃가루 알레르기가 있는 사람 중 60% 이상에서 집중력 저하가 나타난다. 이로 인해 일상생활에 엄청난 지장을 줄 수 있다.

당신의 증상은?

사례 1

55세의 회사원입니다. 몇 년 전부터 꽃가루 알레르기에 시달리고 있습니다. 그때는 내복약과 코에 뿌리는 약을 처방받고 증상이 완화되어서 그 시기를 잘 넘길 수 있었지만, 지난주에 업무차 교외에 갔을 때는 제대로 대화를 할 수 없을 정도로 눈물과 콧물이 줄줄 흘렀습니다. 그 부근에는 삼나무가 많다고 합니다. 꽃가루 알레르기 때문임을 알았지만 꼬박꼬박 먹는 약도 효과가 없었고 다음날까지 머리가 아파서 일을 할 수가 없었습니다. 앞으로는 내복약뿐만 아니라 외출을 할 때는 마스크도 착용해야겠습니다.

42세의 주부입니다. 얼마 전에 10살인 큰아들과 친구네 가족과 함께 하이킹을 하러 갔습니다. 3시간쯤 걷는데 우리 모자만 목덜미와 눈, 귀 주변이 빨갛게 붓고 가려워졌습니다. 저와 아들은 알레르기 체질이 아니어서 무엇 때문인지 몰라 불안했습니다. 집에 돌아가서도 미열과 두통이 계속되어 식중독인가 해서 다음 날 병원에 갔더니 꽃가루 알레르기라는 진단을 받았습니다. 그 뒤로는 밖으로 나가기가 두려워졌습니다. 앞으로 어떻게 하면 좋을지 몰라 고민입니다.

꽃가루 알레르기는 전체 인구의 25%가 겪고 있는 것으로 추정된다. 꽃가루 알레르기가 나타나는 원인과 증상은 사람마다 다른데, 사례 1의 남성처럼 증상이 지속적으로 나타나는 사람도 있고 사례 2의 여성처럼 어떤 계기가 있어서 꽃가루 알레르기가 발병하는 경우도 있다.

꽃가루 알레르기는 삼나무나 노송나무를 비롯해 60여 종의 식물의 꽃가루가 원인이 되어 각종 알레르기 증상을 일으키는 질환이다. 1970년대에 일본의 간토 지방에서 대량의 삼나무꽃가루가 날려 많은 사람이 꽃가루 알레르기에 걸리기 시작해 알려졌다.

꽃가루 알레르기에 걸리면 주로 재채기, 콧물, 코막힘 등 주로 코 증상이 나타난다. 그 밖에 목이나 피부가 가려운 경우도 있다. 또한 꽃가루 알레르기 환자의 60~70%는 사고력과 집중력 저하, 불면증, 우울감, 설사, 구역질, 복통 등의 증상이 나타나서 일상생활에 크게 지장을 받고 있다.

알레르기성 비염이 성인의 삶의 질에 미치는 영향

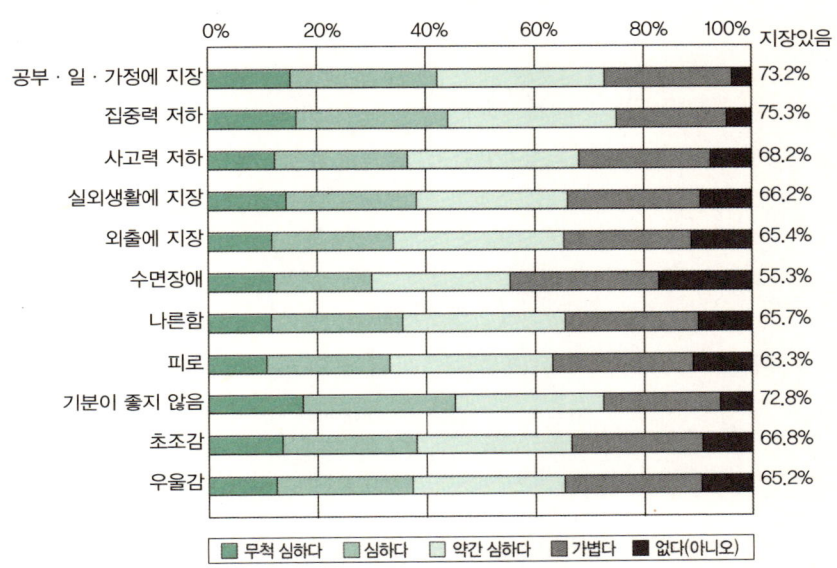

	지장있음
공부 · 일 · 가정에 지장	73.2%
집중력 저하	75.3%
사고력 저하	68.2%
실외생활에 지장	66.2%
외출에 지장	65.4%
수면장애	55.3%
나른함	65.7%
피로	63.3%
기분이 좋지 않음	72.8%
초조감	66.8%
우울감	65.2%

■ 무척 심하다 ■ 심하다 □ 약간 심하다 ■ 가볍다 ■ 없다(아니오)

출처 : 일본 후생노동성이 2003년에 실시한 꽃가루 알레르기를 포함한 알레르기성 비염 환자 1,688명을 대상으로 설문조사한 결과를 근거로 작성.

원인   삼나무, 노송나무, 국화과, 볏과 등 다양한 꽃가루가 항원이다.

당신이 꽃가루 알레르기에 걸릴 위험은 얼마나 될까. 다음 중 해당하는 증상이 있는지 체크해보자.

증상을 체크하자!

☐ 매년 비슷한 시기에 재채기, 콧물, 코막힘 증상이 나타난다.

해당 항목이 많을수록 꽃가루 알레르기가 될 가능성이 높다. 옛말에 지피지기는 백전백승이라 했다. 꽃가루 알레르기는 어떻게 발생하고 왜 점점 증가하고 있는지에 대해 알아보자.

✚ 꽃가루 알레르기는 어떻게 발생할까?

꽃가루 알레르기는 다른 알레르기와 마찬가지로 몸에 들어온 이물질을 제거하기 위해 나타나는 반응이다. 먼저 꽃가루가 코와 목으로 들어오면 몸이 꽃가루, 즉 이물질을 제거하기 위해 항체를 만든다. 이 항체는 꽃가루를 물리치기 위해 비만세포mast cell(천식, 아토피성 습진 등의 알레르기를 유발하는 세포)에 달라붙어 화학물질을 내보내는데, 이 화학물질은 재채기, 콧물, 코막힘, 눈의 가려움이나 눈물 등 각종 증상을 유발한다. 즉, 이러한 증상은 꽃가루를 몸 밖으로 배출하려는 작용인 것이다.

사람들의 생활이 예전보다 청결해져서 면역력을 키울 기회가 적어진 점, 균형 잡힌 식생활을 하지 못해 장내 세포 환경이 악화된 사

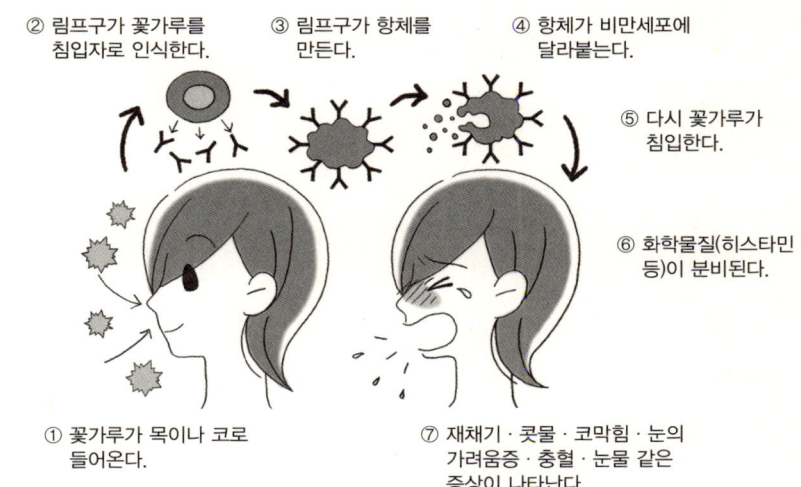

② 림프구가 꽃가루를 침입자로 인식한다.

③ 림프구가 항체를 만든다.

④ 항체가 비만세포에 달라붙는다.

⑤ 다시 꽃가루가 침입한다.

⑥ 화학물질(히스타민 등)이 분비된다.

① 꽃가루가 목이나 코로 들어온다.

⑦ 재채기 · 콧물 · 코막힘 · 눈의 가려움증 · 충혈 · 눈물 같은 증상이 나타난다.

람이 많은 점, 대기오염이 심해진 점 등 다양한 요인이 알레르기가 증가하는 원인으로 지목되고 있다.

✚ 꽃가루 알레르기에 걸린 아이가 늘어나고 있다

어린아이는 꽃가루 알레르기에 걸리지 않는다고 생각하는 사람들이 종종 있지만 이는 사실이 아니다. 어른과 마찬가지로 아이도 꽃가루 알레르기에 걸린다.

게다가 꽃가루 알레르기를 감기로 착각하는 경우도 더러 있다. 그러므로 감기와 꽃가루 알레르기를 구분하는 방법을 알아두고, 적절히 대응해야 한다.

꽃가루 알레르기와 감기의 차이

	꽃가루 알레르기	감기
열	없다.	열이 나거나 목이 아프다.
눈의 가려움증	흔히 있다.	없다.
콧물	투명한 콧물이 줄줄 흐른다.	투명한 콧물 또는 희거나 누렇고 끈적끈적한 콧물이 나기도 한다.
재채기	연속으로 7~8회 정도 하기도 한다.	연속으로 3~4회 정도 한다.
발병 시기	매년 비슷한 시기	비슷한 시기는 아니다.

 대책 꽃가루가 날리는 시기를 알고 철저하게 피하자.

✚ 일상생활에서 할 수 있는 꽃가루 알레르기 예방법

가장 중요한 것은 꽃가루를 피하는 것이다. 소개하는 방법은 꽃가루를 피하는 가장 기본적인 방법이지만, 알레르기 약을 복용하는 사람이나 복용하지 않는 사람이나 모두가 알아두어야 할 사항이니 실천하도록 하자.

먼저 꽃가루가 많이 날리는 시간대와 기상조건을 파악해서 그때는 외출을 삼간다. 한국에서는 기상청에서 발표하는 꽃가루 농도 위험 지수를 참고할 수 있다.

또한 자신이 어떤 꽃가루에 알레르기 반응을 일으키는지 의료기

꽃가루 비산량과 증상

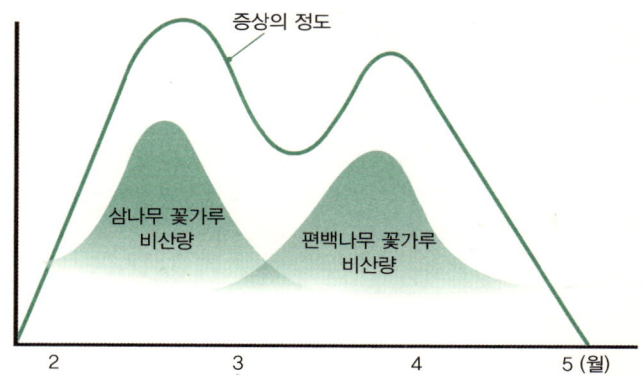

관에서 확인하고 해당 꽃가루가 날리는 시기를 정확하게 파악해두자. 참고로 삼나무 꽃가루는 2월부터 4월까지 많이 날리고 노송나무는 2월부터 5월, 국화과나 볏과의 꽃가루는 여름부터 가을에 걸쳐 날린다. 이 알레르기가 있는 사람은 거의 1년 내내 꽃가루 알레르기를 앓을 위험도 있다.

외출할 때는 마스크와 모자, 안경을 착용하고 집에 돌아오면 현관 밖에서 옷을 털어서 꽃가루가 실내에 들어오지 않게 하자. 양치질과 세안도 꼼꼼하게 한다.

밖에 널어둔 세탁물은 탁탁 두들겨서 꽃가루를 떨어뜨린다. 특히 울 소재의 옷은 꽃가루가 붙기 쉬우니 매끄러운 소재의 옷을 입는 것이 좋다. 그리고 창문과 문을 닫아서 실내에 꽃가루가 들어오지 못하게 한다.

✚ 꽃가루 알레르기의 증상을 완화하는 민간요법

명확한 의학적 통계는 없지만 꽃가루 알레르기 증상을 완화하는 민간
요법도 있다.

　　우선 첨차甜茶를 마시면 장미과 식물에 함유된 탄닌이 증상을 완
화한다. 연근도 장을 튼튼하게 해 알레르기 예방에 좋다고 알려져 있
으며 차조기, 요구르트도 증상 완화에 효과적이라고 알려져 있다. 모
두 즉시 효과를 내지는 않지만 시도해볼 만한 방법이다.

Tip

꽃가루를 피하는 방법으로도 효과가 없으면 어떻게 해야 할까?
⇨ 이비인후과 의사에게 진찰을 받아보자.

꽃가루 알레르기가 심한 사람은 이비인후과를 방문하자. 약물요
법의 경우, 증상이 나타나기 전에 약을 복용하는 것이 중요하며
내복약, 분무제, 안약 등이 있다.
코막힘 증상이 심할 때는 수술을 하기도 한다. 근본적인 치료를
원한다면 민감소실요법을 시행해볼 수도 있다. 꽃가루를 수천 배
농축한 액을 날마다 혀 밑에 떨어뜨려 익숙해지게 하는 것이다.

의사에게 정확한 진단을 받는 요령과
좋은 의사를 구별하는 방법

오랜 시간 기다려 진료를 받았는데, 긴장해서 증상을 제대로 설명하지 못하는 경우가 있다. 이럴 때를 대비해 의사에게 물어보고 싶은 점이나 증상을 메모해가면 좋다. 물론 환자가 묻지 않아도 설명해주는 의사가 가장 좋지만, 그렇지 못하는 경우도 있다. 의사에게만 모든 것을 맡기지 말고 환자 스스로 정확하게 자신의 병을 적극적으로 파악하려는 자세도 중요하다. 다음 3가지를 참고하면 좋은 의사를 찾을 수 있다.

① 자신이 권하는 검사나 치료의 장점뿐 아니라 위험성도 설명해주는 의사.
② 자신이 연간 몇 회 정도 해당 치료를 시행했는지 정확히 알려주는 의사.
③ 자신이 시행하지 않는 다른 치료법에 대한 정보도 제공해주는 의사.

그러나 환자의 이야기에 귀 기울이지 않고 질문에 답해주지 않거나, 낯빛을 살피지 않는 의사 그리고 다른 의사의 소견을 듣기 위해 소개장을 요청했으나 거절하는 의사는 조심해야 한다. 오랫동안 믿고 진료받을 수 있는 의사를 만나 건강한 생활을 누리도록 하자.

100세 건강,
가벼운 증상부터 잡아라

1판 1쇄 | 2014년 5월 20일

지은이 | 모리타 유타카
옮긴이 | 오시연
발행인 | 김인태

발행처 | 삼호미디어
등록 | 1993년 10월 12일 제21-494호
주소 | 서울특별시 서초구 바우뫼로 41길 18 원원센터 4층
홈페이지 | www.samhomedia.com
전화 | (02)544-9456
팩스 | (02)512-3593

ISBN 978-89-7849-499-1 13510

이 도서의 국립중앙도서관 출판시도서목록(CIP)은
서지정보유통지원시스템 홈페이지(http://seoji.nl.go.kr)와
국가자료공동목록시스템(http://www.nl.go.kr/kolisnet)에서
이용하실 수 있습니다.
CIP제어번호 : 2014012989